肥瘦之间

——中医药守护心肺血管健康

主 编 赵玉红 弭守玲 王 兵
副主编 胡晓宇

上海科学普及出版社

图书在版编目（CIP）数据

肥瘦之间：中医药守护心肺血管健康 / 赵玉红，弭守玲，王兵主编；胡晓宇副主编. — 上海：上海科学普及出版社，2024.11. — ISBN 978-7-5427-8868-9

I. R242

中国国家版本馆 CIP 数据核字第 20240W70L8 号

责任编辑　吕　岷

肥瘦之间——中医药守护心肺血管健康

主编　赵玉红　弭守玲　王　兵

上海科学普及出版社出版发行

（上海中山北路 832 号　邮政编码 200070）

http://www.pspsh.com

各地新华书店经销　广东虎彩云印刷有限公司印刷

开本 787×1092　1/32　印张 6　字数 128 000

2024 年 11 月第 1 版　2024 年 11 月第 1 次印刷

ISBN 978-7-5427-8868-9　定价：36.00 元

编委名单

主　编　赵玉红　弭守玲　王　兵
副主编　胡晓宇
编　委　马恰怡　田　芸　田蔚然　舒成喆
　　　　　　王海燕　顾婷婷　潘嫣红　赵　啸
　　　　　　吴　彬　颜　蕾　叶文成　陈绍华

本书获得上海市长宁区天山中医医院PI团队建设项目（区域联合多学科一体化高血压、心衰中西诊疗单元管理团队的建设，编号：PI202424）和长宁区公共卫生和社区卫生高质量发展项目（中医特色技术疗法参与的流感防治体系探索，编号：GZL202415）资助。

前言

在中医药的理论体系中，肥胖被看作是一种"痰湿内盛"的病理状态。痰湿，是中医学理论中的一种病理产物，它的形成与多种因素有关，比如饮食不节、缺乏运动、情绪压抑等。痰湿内盛的人，往往体型肥胖，身体沉重，容易感到疲倦，甚至会出现呼吸困难、胸闷等症状。

中医药中有许多具有除湿化痰、健脾消食功效的草药，比如荷叶、山楂、决明子等。这些草药不仅可以帮助身体排出多余的痰湿，减轻肥胖的症状，还能调整身体的阴阳平衡，提高身体的免疫力。

肥胖是心血管疾病的重要危险因素之一。肥胖者往往伴随高血脂、高血压、高血糖等代谢异常，这些异常都会增加心血管疾病的风险。同时，肥胖还会导致心脏负担加重，使心脏需要更多的氧气和热量来维持正常的生理功能。

中医药在防治肥胖与维护心肺血管健康中具有独特的优势。首先，中医药注重整体调理，通过调整身体的阴阳平衡、气血运行等方面来达到减肥和防治心血管疾病的目的。其次，中药的不良反应相对较小，适合长期调理。最后，中医药还可以根据每个人的具体情况进行个体化治疗，提高治疗效果。

在日常生活中，人们应该注意做到：

首先，要合理饮食，避免暴饮暴食和高热量食物的摄入；其次，要加强体育锻炼，提高身体的新陈代谢率；再次，要保持良好的心态和作息习惯。同时，如果发现自己有肥胖或心血管疾病的迹象，一定要及时就医，接受专业的治疗。

健康是生活的基础。只有拥有健康的身体，我们才能更好地享受生活。我们要从生活的点滴中做起，注重饮食、运动和心理调节，才能拥有一个健康的身体。

希望本书能够帮助大家更好地认识肥胖和心肺血管健康的问题，从而采取有效的措施来预防和治疗这些疾病。

2024 年 7 月

自序

在古老而深邃的中医药宝库中，蕴藏着无数的自然智慧与生命奥秘。当现代社会的快节奏生活与饮食结构的转变导致肥胖问题日益凸显时，当心肺血管疾病的阴影悄然笼罩人们的生活时，我们不禁要问：中医药能否为我们开辟一条独特的健康之路？

本书正是基于这样的疑问与探索而诞生的。本书采用草本博士与康康小助手的对话形式，将中医药的深厚理论与现代人的健康需求相结合，旨在提供中医药在肥胖及其引发的心肺血管健康问题上的独特见解与解决方案。

本书中，草本博士作为中医药学的智者，将为我们详细解读中医对于肥胖成因的独特理解。中医药学认为，肥胖不仅仅是脂肪堆积的问题，更是人体内环境失衡、气血不畅的表现。因此，治疗肥胖需要从调整人体内环境、疏通气血入手，而不是简单地追求体重的减轻。

同时，草本博士还将为我们介绍中医药在改善肥胖及其引发的心肺血管健康问题方面的应用。中医药注重整体调理，通过辨证施治、因人而异的治疗原则，能够针对每个人的具体情况制订个性化的治疗方案。这些方案不仅能够有效地减轻体重，更能够改善心肺功能、降低心血管疾病的发生风险。

而草本博士与康康小助手则作为我们与中医药之间的桥梁，用通俗易懂的语言将专业知识传达给读者。草本博士的讲解将让中医药的智慧更加贴近我们的生活，让我们能够更加轻松地掌握这些健康知识，从而在日常生活中更好地应用中医药的智慧来维护自己的健康。

本书不仅是一本关于中医药的科普读物，更是一本关于健康、生活、智慧的读物。它让我们重新审视中医药的价值与意义，让我们在追求健康的过程中更加关注自己的生活方式与内心需求。

愿每一位读者在阅读本书的过程中，都能够收获中医药的智慧，让我们的生活更加健康、更加美好。

2024 年 7 月

目录

第一讲	肥胖的成因 ·················· 1
第二讲	心肺血管健康的重要性 ············ 13
第三讲	中医药与肥胖治疗 ·············· 23
第四讲	草药的神奇作用 ················ 35
第五讲	中医药与心肺血管健康 ············ 45
第六讲	中医减脂食谱 ·················· 53
第七讲	运动与减肥 ···················· 61
第八讲	肥胖与高血压 ·················· 71
第九讲	肥胖与高脂血症 ················ 79
第十讲	肥胖与阻塞性睡眠呼吸暂停低通气综合征 ······ 87
第十一讲	肥胖与糖尿病 ·················· 95
第十二讲	中医药的个性化治疗 ············ 103
第十三讲	肥胖的心理因素 ················ 111

第十四讲	中医药与现代医学的结合 ················ 119
第十五讲	健康生活方式的重要性 ················ 125
第十六讲	成功案例分享 ················ 133
第十七讲	专家建议——心肺血管健康秘籍 ················ 139
第十八讲	展望未来 ················ 151

尾声 ················ 179

第一讲

肥胖的成因

草本博士详细解释了肥胖的成因,包括饮食不节、运动不足、遗传因素等,并指出中医药强调的"阴阳失衡"理念与肥胖成因的关联性。

一天上午，草本博士正在书房喝茶，门铃声响了起来。一会儿，康康小助手彬彬有礼地步入，微微前倾鞠了一躬："博士好，今天想请您系统地给我讲一讲肥胖的成因，拜托啦！"

草本博士放下茶杯，坐在书桌前娓娓道来。"肥胖，大体上是指体内脂肪过多堆积，导致体重超过正常范围的一种状态，大家不要把肥胖简单地理解为单纯的体重（体质量）增加，其实肥胖是一种体内脂肪组织积蓄过剩的状态，尤其是三酰甘油的增加。"

"那么，我们如何判断自己是否属于肥胖呢？"康康小助手好奇地问。

"目前，现代医学中常用体重指数（body mass index，BMI）作为判断肥胖的参考依据。体重指数，又称体质指数，是以体重（kg）除以身高（m）的平方得出的结果。研究表明，大多数个体的体重指数与身体脂肪的百分含量有明显的相关性，能较好地反映机体的肥胖程度。BMI 为 24 kg/m^2 是我国成人超重的界限，BMI≥28 kg/m^2 就是肥胖了。此外，男性腰围≥85 cm，女性腰围≥80 cm 是腹部脂肪蓄积的界限。"

草本博士又补充道："现在 95% 以上的肥胖属于单纯性肥胖，而非因疾病产生的病理性肥胖。病理性肥胖又称为继发性肥胖，比如服用糖皮质激素后出现向心性肥胖。下面我谈谈肥胖的成因。"

"当前我国早就解决了温饱问题，大家现在不但吃得饱，而且吃得好，所以高热量、高脂肪、高糖分的食物五花八门，大家都很'幸福'。在国外，薯条、可乐、肉汉堡等大众食品可以敞开吃，可乐以及其他饮料可以免费续杯，所以国外的胖墩更多更'可爱'。因此，饮食无度是肥胖的主要成因之一。祸从口入啊！"

草本博士循循善诱地问："康康，知道管住嘴是什么意思吗？"

"我知道！我知道！"康康小助手兴奋地回答，"就是说，饮食方面要控制高糖、高脂肪、高热量食物的摄入，油炸食物和肉类不宜多吃；平时嗜好饮酒，也是肥胖的'助推器'。

草本博士满意地说："完全正确。我国古代医书《素问·上古天真论篇》也提出了'饮食有节'的观点。《素问·痹论篇》曰：'饮食自倍，肠胃乃伤。'意思是说饮食过量，会伤肠胃。一旦脾胃受伤，消化吸收功能紊乱，肥胖离我们也就不远啦。所以，中医药强调'饮食有节'，提倡均衡饮食，避免过度摄入。"

"康康啊，管住嘴后面紧跟的是什么词啊？"草本博士再次提问。

"当然是迈开腿呀！"康康小助手脱口而出。

"哈哈哈！说得对。运动不足，加上吃得好，肥胖也会不请自到！古代医典《素问·宣明五气篇》提出'久卧伤气，久坐伤肉'。我们在享受现代生活方式带来好处的同时，也不可避免地面对其相应的不利因素，例如，出门有车代步，工作有计算机帮助，饭菜营养丰富，熬夜、起居无度，久而久之，人体健康就会出现问题，如肥胖。所以，只有适当运动，才能使机体处于良性代谢运行中。中医学有动则生阳一说，即运动可以提升人体内的阳气。而阳气充足，脏腑肢体功能正常，才会有助于消化食物、有助于代谢平衡。三国华佗《五禽戏》记载：

第一讲 肥胖的成因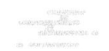

'动摇则谷气消,血脉流通,病不得生。'看来我们老祖宗已经给肥胖开出了一张康复的药方啦!那就是中医药提倡'动静结合',鼓励适量运动,保持身体活力。"到这里,草本博士埋下了一个伏笔,他提到了"血脉",因为肥胖和血管息息相关。

"草本博士好,我发现有的父母肥胖,他们的孩子也容易肥胖,难道肥胖和遗传有关系吗?"康康小助手又禁不住地提问了。

"是的,肥胖可能与遗传性因素有关。有关研究得出初步结论,爸爸或妈妈体重超标,其孩子的肥胖率为50%;如果爸爸妈妈均体重超标,那么孩子的肥胖率为80%~85%,多在青春期逐渐显现,一般会表现为单纯性肥胖。单纯性肥胖是指体脂在人体全身分布比较均匀。所以,作为肥胖人群,要积极控制体重,造福子孙啊!"

康康小助手再次提问:"既然肥胖存在遗传因素,那就没有办法预防了吗?"

"这是一个非常好的问题。遗传其实是祖辈基因突变的结果,所以肥胖人群通过自身调控体重,尤其是未婚年轻人积极调整自身,可以对后代肥胖改善起到一定的影响。中医药主要通过调和身体内部的阴阳气血来改善遗传因素的影响。"

"草本博士,压力、焦虑等心理因素也可能导致肥胖吗?古代诗词有云'为伊消得人憔悴'。我在想,人在压力、焦虑等心理因素作用下,会渐渐消瘦,但为什么有些人反而会变得肥胖呢?"康康小助手不解地问。

"回答这个问题我当仁不让。"草本博士踌躇满志,接着说道,"当代社会发展节奏快,职场中人们面对各种压力的频度和程度是空前的,焦虑和抑郁会随之而来,于是人们往往借取一些外力来舒缓这种负面情绪，比如购物、娱乐、社交等，也有人通过进食美味转移注意力，殊不知，这类不良情绪会引起机体内分泌产生一些变化，例如胰岛素分泌减少、胰岛素抵抗现象等。中医学将此类不良情绪归于七情内伤的范畴，七情是指喜、怒、忧、思、悲、恐、惊，其中的怒、忧都会导致肝气郁结，进而肝失疏泄，气机不畅，影响脾胃运化水谷及水液功能，影响胆汁排泄，不能正常化脂，导致肥胖。"

康康小助手若有所思，继续问道："博士，照这个讲法，那胆汁还能减肥呀？"

"嗯……据我所知，有医学专家研究发现，猪胆汁具有提高机体对胰岛素的敏感性、减轻炎性反应、促进脂肪代谢和调节血脂水平等作用。还有许多中西医团队在研究通过利胆减肥，这也佐证了胆失疏泄对肥胖的催生作用。所以说，中医药通过疏肝解郁等方法来减脂减肥是有科学依据的。此外，大家要保持乐观的情绪，积极工作，这也是一种对阳气的提升，一种对肝气的疏导，从而减少肥胖的风险。"

康康小助手说："博士，我已经初步了解了肥胖的原因，您是否可以再深入地介绍一下中医药对肥胖成因的认识？比如阴阳失衡、气血不畅对肥胖的影响。"

草本博士点点头，说道："首先让我们了解一下胖和肥的区别。'胖'是指一个人有很多肉，体型宽大，但是很结实；'肥'是指脂肪较多。两个同样体重的人，其体内肌肉和脂肪的比例不一定相等，这为诊治肥胖提供一个赖以评估的标准，也就是说，到底是减重还是减肥。"

接着，草本博士问道："康康，你知道中国古代医书是如何定义肥胖的吗？"康康摇摇头，说："还请博士不吝赐教。"

第一讲　肥胖的成因

"好的!《黄帝内经》记载——黄帝曰:何以度知其肥瘦?伯高曰:人有肥、有膏、有肉。意思是说,肥胖可以分为肥人、膏人和肉人。皮与肉紧紧粘连在一起是多肉的人;隆起的肌肉坚实、皮肤丰满润泽是多脂的人;隆起的肌肉不坚实,皮肤松弛是多膏的人。其中,肉人及肥人不需要刻意减肥,只需要保持适当运动,别贪吃甜腻、油腻的食物即可,但要警惕的是肉人易转变成膏人,而膏人则是最需要减肥的人群。

《黄帝内经》里还提到,一般正常人身上皮、肉、脂、膏、血、气都没有偏多与偏少的情况,所以形体不大不小,各部分都很匀称。要想知道自己是不是得了肥胖症,气血问题是绕不过去的。同样,有了肥胖情况,人体气血的正常运行也会受影响。康康,我的解答你满意吗?"

"明白了。中医学认为人体气血充足顺畅和是否发生肥胖有关系。那么,还有没有其他会导致肥胖的因素呢?"康康小助手紧紧追问不舍。

"当然是有的,中医在民间很有生命力,老百姓随口可以说几个和中医有关联的词语呢。除了'气血阴阳',还有'津液痰湿'。康康,这个词听着不陌生吧?"草本博士习惯性地捋了捋他的学究胡须。

"嘿嘿!还真是这么回事。不过'痰湿'比'津液'听上去更熟悉一些。博士,你启发了我,是不是大多数肥胖的人都有点痰湿体质呢?"康康脑洞大开了。

"康康,你开窍了。中医学认为,如果人体健康,那么人体血液、组织细胞中的液体都是生理性的津液;但如果进入亚健康或身染疾病,一部分津液会变成病理物质——痰湿,就像我们咳嗽后吐出黄色的痰一样。不过,康康,在这里我要考考你,中医学说的痰湿就是咳嗽时吐出来的痰液吗?"草本博士有点得意地笑着。

"我认为是的。啊不!让我再想一想……"康康小助手看着草本博士的表情,心想这个问题一定没有那么简单。为了满足草本博士的博学欲望,她决定"巷子里赶猪",直来直去。"博士,我觉得是一回事!"

话音未落,果然传出了草本博士的大笑。"非也,非也。中医学认为,除了咳嗽吐痰以外,人体身上水肿、多汗、大便水糊样不成形,还有胸腔积液和腹腔积液,都是痰湿。所以肥胖的人不一定整天吐痰。你有没有注意过,有的肥胖者,皮肤肌肉很致密,步行矫健,手臂和身形都很流畅,类似《黄帝内经》说的肉人,按照现代医学观点,体内肌肉脂肪比例合适,也就是老百姓常说的实胖。有的肥胖之人远远走过来,身上的肉都在抖动,有些人小腿附近会有些肿胀感,这类肥胖者体脂所占比例更高,类似《黄帝内经》说的膏人,更加符合痰湿的症状,多有舌苔白厚,此乃虚胖无疑。"

"我的理解是,如果用电饭煲烧饭,水和米的比例是 1:1,烧出来的就是软硬适宜的米饭,比喻为正常人体;如果水和米的比例是 2:1,烧出来的就是软烂的米饭,比喻为肥胖之肉人;如果水和米的比例是 3:1,烧出来的就是厚厚的粥了,比喻为肥胖之肥人;如果水和米的比例是 4:1,烧出来的就是较为稀一点的粥了,比喻为肥胖之膏人。博士,我这样理解正确吗?"

"康康!啊不,康康博士,这个比喻太恰当了。果然应了那句话,真理不辩不明。几个回合的互动,教与学的互相转化,我们对肥胖成因的认识进一步提高了。"草本博士接着说:

第一讲 肥胖的成因

"康康,我把你的这个见解归纳为粥饭论。我们不妨逆向思维一下,如果水和米的比例是1:2乃至1:3,那烧出来的就是干饭,甚至硬饭,是不是可以倒推出人瘦的原因呢?不过有一点毋庸置疑,烧饭时,锅里的水分减少蒸发,还是靠热的驱动,而热在中医学里属于阳,所以人体胖瘦原因的确和阳气不可分离。"

草本博士强调道:"通过前面的铺垫,我们对肥胖的本质应该有了一个初步概念吧,那就是阴阳失衡。气属阳,水属阴,气少水多气不能化水,使得脏腑代谢功能发生紊乱。

"详细地说,首先是阳气不足,阳气不足可以是人们平时贪凉、饮食过于生冷的结果;可以是长期暴露于寒冷环境中,比如,夏天穿短衣长时间呆在冷空调环境里,冬天着单衣薄裤冒雨顶雪;或者大病之后恢复不佳,日久自身阳气出现问题;或者随着年龄增加,自身脏腑衰退所致。上述原因一般都是逐步演变的,有点"温水煮青蛙"的效应。

"其次,中医学概念的脾,也就是现代医学的肠胃消化系统,如果运化失常,营养物质不能被机体吸收利用,人体内热量以及各种生命活动必需的激素合成不足,影响了人体神经内分泌、心脑血管等系统工作效率,即使人体吸收了各种营养物质,但对其分解利用也很有限,营养物质出现多余,如脂质,蓄积在人体内。

"中医学概念的肝,其内涵也包括现代医学的肝脏、胆囊。长期情绪抑郁不畅,导致肝疏泄失常,脾失健运。

"再者,中医学概念的肾是先天之本,有调节水液的作用,所以被称为"水脏"。肾阳虚,人体水肿明显,例如肾病综合征,除了水肿、蛋白尿,还存在高脂血症。

"肥胖最终会出现血脉瘀阻，成为肥胖常见心脑血管疾病发生的病理基础。因为胆固醇、三酰甘油会引起血管内壁的炎性损伤，形成管壁斑块，导致血管腔径狭窄，诱发血栓。正如著名的心脏病学专家葛均波院士近年来一直提到的泛血管理论，他认为血管损伤是一个全身系统问题，很多人其实早在年轻的时候已经出现了血管病变，而对肥胖的管理，也是为了杜绝或延缓早期血管病变发生。中医药在治疗肥胖方面，重在健脾、疏肝、补肾、补气、养血、化湿、排浊等，同时注重饮食的合理安排、生活起居的规律化和自身心理状态的稳定性，提倡未胖先防，有胖不慌，治疗前景可期。"

不知不觉，已经到午饭时间。

草本博士打趣道："康康，你听了我讲的内容，你是不是有点晕的感觉呀？"康康小助手笑了，说："的确如此。起初，我感觉云里雾里，一点概念都没有。经过您的点拨，我好像有种拨云见日的感觉，以为自己对肥胖有了清楚的认识。可是最后您的长篇大论，又把我打回了原点，真有点找不到北的感觉。"

"康康不要着急，俗话说，心急吃不了热豆腐，一口吃不出一个胖子，慢慢来。我来做个总结，肥胖的原因很复杂，既有先天遗传因素，也有后天自身因素，祖辈自身后天的肥胖，会成为今天你自己的遗传因素，同理，你自己的后天肥胖因素，会成为你后代的先天遗传因素。"

"博士，绕口令你都用上啦，真厉害。"

听了康康小助手的赞美，草本博士眉飞色舞，继续说："我们的生活习惯，包括饮食、运动、起居和情志心理，都关乎是否会肥胖。中医药针对肥胖的防治，有其独特的理论体系

第一讲 肥胖的成因

和操作手段,气属于阳,血液、水湿都属于阴,阳气足了,水湿自然化解,血液自然流畅;通过调和身体内部的阴阳气血,为肥胖的治疗和预防增添了新的思路和方法。有关中医药的治疗,我将在以后再做详细重点介绍,希望康康你经常与我保持联系。"

"好的,一定,谢谢您!"康康告别草本博士,心里不由感叹:"近草者博呀……"

第二讲

心肺血管健康的重要性

　　草本博士强调了心血管系统对人体生命活动的重要性。

最近，康康小助手成为草本博士家的常客了，时常来向草本博士讨教一二。这不，今天康康小助手又有备而来了。此刻，正是下午，草本博士午睡刚醒，眼神还有点迷糊呢。

"下午好，博士，睡得好吗？"康康小助手问候道，"上次您讲了肥胖的原因，以及肥胖对脏腑气血的影响。今天来访，我想请您介绍一下心肺血管对人体健康的重要性。"康康小助手双眼盯着草本博士。

"好的，康康。人体的构造真是太美妙了，身上的每一个组成部分都不是多余的，心肺血管系统对人体生命活动的重要性是不言而喻的。糖类、蛋白质、脂肪是我们人体必需的三大营养物质。吃到体内的食物由小肠吸收入毛细血管以后，随血液被输送到肝脏进一步代谢处理，再经下腔静脉回流到右心室。血液返回左心室前，必须通过肺动静脉系统进行气体交换，摄入氧气，排出二氧化碳，之后心脏泵血，将富含氧气和营养物质的血液通过动脉系统分送到各组织器官以满足机体需求。良好的心肺功能可以提高运动能力，增强免疫力，减少心血管疾病的发生风险，从而提高生活质量和预期寿命。这真是大自然完美的安排。所以心肺血管如果出现了问题，对人体而言是一种灾难。"

"好神奇啊！博士，您能不能介绍一下心血管和肺血管对人体分别有哪些作用？"康康有些急不可耐地说。

"好的，满足你的求知欲。先说说肺血管对我们身体的重要性吧。"草本博士说道。

"首先，肺的呼吸功能众所周知，吸气时，富含氧气的空气到达肺脏的肺泡内，与肺脏毛细血管中流过的含氧低、含二氧化碳高的静脉血进行'气体交换'，所以如果肺血管被破坏了，气体交换出现故障，氧气进不来，二氧化碳出不去，就会出现头晕、乏力、心慌等缺氧症状。肺的这种功能，中医学称为'肺主气、司呼吸和宣发肃降'。

"其次，肺有贮血功能。肺部血容量约为450 mL，约占全身血量的9%，肺部血容量随呼吸而改变，用力呼气时，肺部血容量可减少至200 mL，而在深呼吸时可增加到1 000 mL，肺的这个贮血功能有利于辅助心脏的行血功能，在中医学中称为'肺朝百脉，主治节'。看，肺的'气量'很大吧。《素问·灵兰秘典论篇》有曰，"肺者，相傅之官，治节出焉……"，肺被比喻为宰相，果然是"宰相肺里能撑船"，有容乃大。

"再次，肺有防御功能。康康，你了解血气屏障吗？"

康康摇了摇头。

草本博士继续说道："肺泡毛细血管内血液与肺泡内气体交换时，必须经过肺泡表面液体层、肺泡上皮细胞层、上皮基膜、间质层、毛细血管内皮基膜和内皮细胞层，这六层结构称为血气屏障。血气屏障就像肺里面的'万里长城'，即在摄取氧气、排出二氧化碳的同时，不让外界的有害气体、物质以及细菌、病毒侵入损伤人体。在肺疾病中，有一类肺间质疾病，发展到后面导致血气屏障破坏，所以患者常常出现气短、缺氧，而且预后不乐观。中医学有关肺的功能有'肺主皮毛'的论述，意思是肺与皮毛关系密切。胚胎学研究证实，肺和皮毛来源于外胚层。肺主皮毛实质是肺的护卫肌表、抗御外邪的功能，因此在人体受凉受风引起感冒时，皮肤收紧，人们感到酸

第二讲　心肺血管健康的重要性

痛、怕冷，总是和肺脱不了关系。另外，我大胆推测，组成血气屏障的肺泡上皮细胞、毛细血管内皮基膜、内皮细胞层，也应该属于肺主皮毛的范畴。我真是太聪明了。哈哈……"草本博士渐入佳境了，他接着说道：

"第四，肺还有免疫功能，肺通过分泌溶菌酶、干扰素、补体等因子提供非特异性体液免疫功能，并且分泌免疫球蛋白，提供气道局部特异性体液，肺的免疫功能协同肺的防御功能维持下呼吸道处于无菌状态。例如，有些过敏患者，体液球蛋白IgE高于正常，呼吸道抵抗感染的免疫球蛋白与IgA关系最为密切，活性较为稳定，能阻断细菌的黏附和穿透表面黏膜。所以，中医学'肺主卫，外合皮毛'的理论也与肺的免疫功能相似。

"最后，谈谈肺的代谢功能，肺能够合成、激活，释放和分解某些生物活性物质。例如，脂质代谢帮助生成肺表面活性物质，可以稳定肺泡表面活性，维持肺泡细胞的张力，防止肺泡塌陷，保障气体交换和循环。如果我们把一串新鲜饱满的葡萄比喻为健康的肺泡，那么被加工后的葡萄干，可以比喻为塌陷的肺泡。康康，你说这样比喻形象吗？"

康康及时为博士鼓掌："完美的比喻，通俗易懂，受教了。"

于是，草本博士继续发挥道："一些血管活性物质在肺里合成代谢，比如肺合成并释放到肺循环的前列腺素、组胺等；血管紧张素Ⅰ在肺内经血管紧张素转换酶转化为血管紧张素Ⅱ。血管紧张素Ⅱ可通过直接收缩血管或增加肾交感神经张力，使肾脏入球小动脉和出球小动脉收缩，从而降低肾血流量。血管紧张素Ⅱ还可作用于肾上腺皮质的球状带，促进醛固酮的合成和分泌，醛固酮可以增加人体的水钠潴留，增加血容量，进一步使血压升高。血管紧张素Ⅱ就像是一个'爱管闲事的人',什么事都要参与一下,是个'爱闯祸'的主,对高血压患者来说,血管紧张素Ⅱ简直就是一个'潜伏多年的间谍',只要它悄悄使劲,血压就会升高。高血压朋友们要'擦亮眼睛'呀!"

听到这里,康康下意识地揉了揉眼睛,正巧被草本博士看见,他开玩笑地问:"康康,你有高血压吗?"

康康也用开玩笑的语气回答道:"博士,我眼睛有点过敏,所以揉一揉。但被你说得倒是有点紧张了,如果我有高血压,我就把治疗的重任托付给您了喔。"

"没问题,我将给予你贵宾的待遇。"随之是一阵爽朗的笑声。

"言归正传吧。康康,你发现吗?其实肺的功能基本上离不开血管这个载体或者说平台,因此,如果肺脏得病,影响血管的话,比如产生肺部血栓,或者引起肺部出血,那么疾病就趋于严重了。中医学把疾病进展程度概括为卫气营血理论,也就是疾病停留在人体表面还是深入人体,在体表的属于卫气程度,病情偏轻;在体内的属于营血范畴,病情偏重。康康,听了上面的讲解,你有何感想?"

"草本博士,通过您对肺血管功能介绍,我已经摒弃了以往认为肺仅仅有呼吸功能的这么一个陈旧观念,下面请您介绍一下心血管对人体健康的重要性吧!"

"好的,我们现在就开始。心血管系统是人体内一个复杂而重要的系统,负责输送血液以供应氧气、营养和其他重要物质到全身各个组织和器官。心血管系统的主要组成部分包括心脏、血管和血液,这在中医学也是可以找到理论基础的。《素问·五脏生成篇》说:'心之合脉也',这个'合'字说明心和血

第二讲 心肺血管健康的重要性

脉密切;'诸血者,皆归于心',说明心管理着血液流动,血给心脏本身供血。中医学和现代医学对于血液的生成有着惊人一致的描述,《侣山堂类辩》中记载:'血乃中焦之汁,流溢于中以为精,奉心化赤而为血','奉心'这两个字很关键,揭示了精血同源是一家,揭示了只有心才能化精为血。现代医学也明确指出,经肠吸收的营养物质通过静脉系统随血流回心脏,然后在心搏后流到全身各系统提供热量支持。心脏的泵血功能是人体血液循环的基石,一旦心脏停止跳动,简单地说,生命就不复存在了。所以,《黄帝内经》中总结性地提到'心主血脉'这个观点,倒也名副其实。"草本博士侃侃而谈。

"《素问·灵兰秘典论篇》记载:'心者,君主之官也,神明出焉。'在这里,心脏被比喻为君主,有决断力,这个符合中医学关于心的理论。心不仅主血,心也有藏神之功。《素问·宣明五气篇》、《素问·脉要精微论》、《素问·调经论》等篇章都提到过'心藏神',这里的'神',是指思维活动。所以,'心藏神'的涵义就是说人的思维活动由'心'主宰。现实生活动中,我们经常听到和心有关的词语,涉及人的心理状态,比如焦心、烦心、闹心、伤心、惊心等负面词汇,也有舒心、暖心、安心、存心、有心这些比较正面的名词。"草本博士说到这里略作停顿,卖了个关子。"康康,你想想,为什么反映人的思维情绪的词要带个心字?"

"啊呀!世界难题。博士,你就别难为我了,快揭开谜底吧!"康康小助手讨饶地说道。

草本博士得意万分,用手指把架在鼻梁上的眼镜往上推了一下,"其实不难。你想,当人们碰到紧张不开心的事情时,往往本能地心跳加快。而当人们遇到开心的事情时,心情一下子放松，不再处于焦虑、愤怒、恐惧等不良情绪下，所以心跳就会减慢，人就会感到一阵轻松。所以，现代医学提到'双心疾病'这个概念，就是指患有心脏病的人往往出现焦虑、担忧乃至抑郁，也会出现心脏不适感觉，如何准确判断是心脏不适还是心情不适，很考验医务人员的基本功啊！"

"康康，你了解失眠吗？你知道吗？双心疾病患者常有失眠，这就联想到另一个字'神'。在此，我再举出一些带'神'的词，让你了解一下睡眠不佳对神的影响，比如神经质、无神、失神、六神无主、神不守舍。具有积极正面的名词有：聚精会神、提神醒脑、神采奕奕、神气活现等。所以，'心主神明'这个观点，所言不虚啊！"草本博士感慨道。

康康小助手说："草本博士，接下来请您着重谈谈关于肥胖对心肺血管的危害性，还请您不要保守呀！"

"责无旁贷，责无旁贷，"草本博士连声说道，"心肺血管这个概念我想把它再扩展一下，改为对心肺的危害性。肥胖会引起体内血脂代谢紊乱，其中低密度胆固醇沉积在血管内壁表面，形成动脉粥样硬化斑块，属于一种炎性反应，但不是细菌病毒等微生物引起的感染性炎症。这种斑块不稳定，会引起破裂出血，那么血小板聚集到斑块附近，导致血管堵塞形成血栓，血管对应的脏器会发生缺血反应，疼痛来了，脏器功能失用了。最典型的是心脏的冠状动脉粥样硬化堵塞导致的心绞痛、心肌梗死，轻者影响生活质量，重者危及生命。另外，下肢动脉硬化闭塞会出现腿疼腿冷，走路跛行。所以，葛均波院士提出了泛血管疾病的理论，这对于肥胖人群尤其适用。"

"康康，知道吗？肥胖和高血压的关系真有点'剪不断理还乱'呢！"草本博士看上去有点忧心忡忡。

第二讲　心肺血管健康的重要性

"嗯……我感觉，大家平时早就把肥胖和高血压画上等号了，就是不清楚两者'亲密'到什么程度？博士，给我解讲一下吧！"康康小助手说。

"先纠正一个错觉，其实瘦的人也会患有高血压，但肥胖者得高血压概率更高。比如40~50岁的肥胖者中高血压的发生概率要比正常人高50%，轻度肥胖者患高血压的概率是正常人的2.5倍，中度肥胖者患高血压的概率是正常人的5倍，真是'高死肥胖的'。说起高血压的并发症，用胆颤心惊来形容真的不为过。首先就是心房颤动，如今50%的心房颤动人群合并有高血压，长期的高血压让左心室内压力增加，进而压力传到左心房，发生左心房增大，这样心房各部位的心肌收缩不同步，就像个喝醉酒的人走路，跌跌撞撞，一会儿快步向前，一会儿慢退几步，东倒西歪，严重妨碍对身体各脏器的供血，这样会使得肺静脉血液增多，出现肺水肿，人体极度不适，气喘，躺不平。"

康康急不可待地接过博士的话："这就是人们常说的'说你胖，你还喘了'对吧？"博士点点头，又摇摇头，"不止这些呢，得了心房颤动，还可能会生成心房血栓，就像'不定时炸弹'，一不留神离开心脏，随动脉血流到心外，血栓会堵塞在各组织器官里，引起栓塞，特别是脑血栓，会引起肢体偏瘫，甚至昏迷。高血压的'定时炸弹'非主动脉夹层莫属，持续的高血压使血液从破损的主动脉血管内膜进入动脉壁，产生主动脉夹层，一旦夹层破裂出血，即使在住院期间发病都是九死一生。"

"博士，前面你谈到了肥胖和部分心血管疾病的关系，但我发现生活中肥胖和心力衰竭的关系更密切，对吗？"

"是的，康康，首先得心知肚明，心力衰竭是一组症状，不是一种心脏病，冠心病、心肌病、心脏瓣膜疾病等发展到一定阶段都会出现心力衰竭,关键是肥胖既是心力衰竭的好发因素,也是影响心力衰竭预后的因素。把一辆货运车发动机比喻为心脏,车的标准载重量相当于正常人体体重,如果货运车长期超重运载货物,车辆的损耗使得发动机提前老化,那么车速和运载量均会下降,这就是心力衰竭。此时如果仍然让车超载工作,那么距离车辆故障报废就不远了,这就好比心力衰竭失代偿乃至离终点事件不远了。一些科学研究发现,BMI每增加 5 kg/m^2,心力衰竭风险增加42%;腰围每增加 10 cm,心力衰竭风险增加28%;腰臀比每增加0.1,心力衰竭风险增加33%。当BMI超过 24 kg/m^2、腰围超过 90 cm 或腰臀比超过0.9时,心力衰竭风险呈对数线性增加。BMI和腰围与心力衰竭的相关性在男性中比女性更强,腰臀比在两性中的相关性相似。在年龄小于65岁的人群中,所有肥胖指标与心力衰竭的相关性比老年人群更强。较高的体脂百分比患心力衰竭的风险高5%。腹部脂肪增加与心力衰竭显著相关,内脏脂肪每增加 100 cm^3,心力衰竭风险就会增加8%。心包脂肪体积每增加 10 cm^3,心力衰竭风险增加8%。研究者分析,内脏脂肪、心包脂肪和血管组织分泌促炎细胞因子,导致微血管内皮功能障碍和血管顺应性降低,心内压力升高,导致心肌进一步肥大、偏心重塑,加剧了心功能恶化。"

草本博士接着语重心长地说:"所以必须减脂控制体重,因为肥胖让人的血管循环血量增加,加重心脏舒张承血和收缩排血的负担,时间长了,心脏也会'肥胖'起来。肥胖不仅引起血脂增高、血糖增高,对血管内壁的破坏更重。所以,大家要通过控制饮食、积极锻炼、定期体检等方式,以达到防微杜渐的目的。"

第三讲

中医药与肥胖治疗

　　草本博士介绍了中医药在肥胖治疗中的独特方法,如针灸、拔罐、草药方剂等,并解释了其背后的中医学理论。

康康小助手问草本博士:"博士呀,上次您说肥胖和我们的生活习惯,包括饮食、运动、起居和情志心理有很大的关系,那我们怎么做才能养成良好的生活习惯,让自己变得更健康呢?"

草本博士回答道:"想要养成良好的生活习惯,我们可以做的有很多。

"首先,在饮食调理方面,控制每日总热量的摄入,保持合理的膳食结构,均衡饮食、定时定量进餐、少吃高热量食物,饮食清淡,限制饮酒。纠正不良饮食行为,科学进餐,可以多选择低热量、富含纤维素的食物,比如,菠菜、西蓝花、胡萝卜、西红柿、黄瓜、生菜等蔬菜;苹果、梨、橙子、草莓、蓝莓、猕猴桃等水果;以及粗粮、豆类、坚果和鱼类、虾、贝类等海产品都是很好的健康食材。

"其次,生活方式也需要进行调整,调整规律的起居,保证充足睡眠,顺应自然。调摄精神,做到动静结合。还要适当地增加运动,减少静坐时间,可以根据个人喜好和身体状况选择合适的运动方式,例如有氧运动、力量训练、瑜伽、打太极拳等。当然运动强度要循序渐进,避免运动过量导致受伤。要记住,只有坚持运动,才能达到减脂的效果。

"另外,一定要保持积极乐观的心态,千万不要小瞧了情绪的重要性,拥有一份积极乐观的心态对于治疗肥胖至关重要,因为良好的情绪状态能够增强减肥的动力和意志力,帮助个体更好地遵循饮食和运动计划。同时,积极的情绪还能调节体内激素水平，有助于减少因情绪波动导致的暴饮暴食，从而更有效地推进减肥进程。所以，这些健康生活习惯的长期坚持能够有效促进新陈代谢，减少体内脂肪积累，从而达到健康减脂的目的。"

康康小助手再次提问："博士，除了养成良好的生活习惯，还有其他有效治疗肥胖的方法吗？"

草本博士回答道："当然有，只是通过改变生活习惯来治疗肥胖是不够的，中医药治疗肥胖有很多特色疗法，比如针灸、拔罐、草药方剂等。"

康康小助手欢快地插话道："博士，我知道，大家都说可以喝减肥茶。"

博士有些无奈地笑了笑，说道："中药治疗减肥，可不是市面上的那些所谓的减肥茶。中药治疗肥胖是通过具有调和脾胃、疏肝利胆、清热利湿等功效的中草药配制成方剂，以促进脂肪代谢和减轻体重。中医重视'辨证论治'，根据肥胖的类型（实胖和虚胖），采用不同的治疗方法。实胖者大多是由于脾胃功能亢进，食欲旺盛，治疗时需要祛湿化痰、行气利水，常用的中药有山楂、荷叶、红曲、泽泻、茯苓等；而虚胖者则大多是因为脾胃虚弱无力运化，治疗时需要健脾补气，常用的中药有黄芪、白术、山药、薏苡仁、茯苓等。

"当然了，中药的治疗并不是简单地使用单味药物，而是采用复方方剂进行治疗。这是因为肥胖的成因复杂，涉及多个脏腑和病理机制，单味药往往难以做到全面调理。方剂则是可以根据个人体质和病情进行适当的调整。

"治疗肥胖常用的中药方剂，比如：二陈汤加减（半夏、陈皮、茯苓、甘草、生姜、大枣）的功效为燥湿化痰、理气和

第三讲 中医药与肥胖治疗

中,适用于痰湿内蕴型肥胖,表现为身体肥胖、肢体沉重、痰多等;苓桂术甘汤加减(茯苓、桂枝、白术、甘草)的功效为健脾利湿,温阳化水,适用于脾虚湿盛型肥胖,表现为身体肥胖、食欲不振、大便稀溏等;防己黄芪汤加减(防己、黄芪、白术、甘草)的功效为益气固表、利水消肿,用于气虚型肥胖,表现为肥胖伴有气短、乏力、面色苍白等;桃核承气汤加减(桃仁、大黄、芒硝、甘草)的功效为活血化瘀,泻热通便,其适用于血瘀型肥胖,表现为身体肥胖、面色晦暗、肌肤甲错等;温胆汤加减(半夏、陈皮、茯苓、甘草、竹茹、枳实、生姜)的功效为疏肝利胆、清热化痰,适用于胆郁痰扰型肥胖,表现为肥胖、胸闷、眩晕等;五苓散加减(茯苓、泽泻、白术、桂枝、猪苓)的功效为利水渗湿、温阳化气,适用于水湿内停型肥胖,表现为身体水肿、小便不利等;三黄煎加减(黄芩、黄连、黄柏)的功效为清热燥湿、泻火解毒,适用于湿热型肥胖,表现为身体肥胖、口苦、大便黏滞等。

"值得注意的是,这里的加减是指在这些传统方剂的基础上加减,根据每个患者的具体情况进行药味和数量的加减调整,这也说明了中医'一人一方'的重要性,也就是中医学经常强调的'辨证论治'。"

康康接着问:"博士,听了您的讲解之后。我发现中药用于治疗肥胖真的好神奇。那使用中药时,我们要注意些什么吗?"

草本博士答道:"使用草药及方剂时,我们应注意以下几点:

"第一,辨证施治以及个体化调整。即根据患者的具体症状和体质,进行辨证论治,选择合适的方剂;根据患者的病情变化,适当调整方剂中的药物种类和剂量。

"第二，综合治疗。中药治疗应结合饮食控制、运动疗法等非药物性疗法，形成综合治疗方案。

"第三，长期坚持。中药治疗肥胖需要较长时间，患者应有耐心，坚持治疗。

"第四，是专业指导。在使用中药方剂时，应在专业中医师的指导下进行，以确保安全有效。"

康康点头说道："明白了，博士，中医药治疗需要谨遵医嘱，坚持疗程，这样才能达到效果。我一直觉得喝中药，特别是煎煮中药好复杂，中药的煎煮以及服用有什么讲究吗？"

草本博士答道："当然有了。让我来给你详细介绍一下。常规煎煮中药，煎药前都是需要进行浸泡，一般需加冷水漫过药面，浸泡30分钟左右，根据药材自身质地的轻重和季节、温度的差异分别对待。例如，花、草、叶可浸20分钟，根茎、种子、果实及矿石、甲壳类药材宜浸泡30~60分钟。在煎药用具的选择上，建议使用陶瓷、瓦罐，避免使用铁、铜、铝等金属器具，以免金属元素与药液发生化学反应，影响疗效。对于煎药用水的选择，一般宜选用洁净的冷水，如自来水、井水、蒸馏水等，用水量应视药物的重量、体积、吸水能力等因素来决定。汤药煎药的火候，一般先用大火（武火）后用文火（慢火）。不同的药物需用不同的煎煮时间。

"服药时间一般建议是在饭前或饭后的30分钟至1小时后服用。大多数治疗肥胖的汤药都是适宜温服的。在服药期间应避免生冷、腥膻等不易消化或有刺激性的食物。如果你正在同时服用西药或中成药进行减肥，一定要咨询医师及药师，以避免药物的相互作用，同时防止过度用药以及重复用药。"

第三讲 中医药与肥胖治疗

康康醒悟道:"哇,原来煎煮、服用中药有这么多需要注意的地方呀!"

"是的,只有当我们严格按照中药的煎煮方法和服用注意事项进行操作时,才能确保药效的最大化。正确的煎煮能够充分提取药材中的有效成分,而合理的服用方式则能确保这些成分被身体有效吸收,从而发挥中药应有的治疗作用,实现调理以及治疗的目的。"草本博士进一步解释道。

康康又问:"博士,除了中药治疗肥胖,还有什么其他的治疗方法吗?"

草本博士:"当然是有的。中医药文化博大精深。除了草药治疗,针灸、拔罐、艾灸等都是治疗肥胖十分有效的方法。《黄帝内经》中就载有:'肥贵人,则膏粱之疾也。'明朝著名医家李东垣也曾说过:'脾胃俱旺,则能食而肥,脾胃俱虚,则不能食而瘦或少食而肥。'认为肥胖与体质、饮食、劳逸失度、情志失调有关。《灵枢·逆顺肥瘦》谓:'刺此者,深而留之,多益其数。'针法以深刺为主。针灸、拔罐、艾灸减肥就是针对上述导致肥胖的因素,基于《黄帝内经》中提出的经络理论、脏腑理论、阴阳五行理论等,通过不同的中医疗法,综合调理人体的气血阴阳,达到减脂的目的。这些方法各有侧重,相互补充,共同构成了中医药减肥的多元化治疗体系。"

草本博士继续说道:"我先来介绍一下针灸治疗。我国采用针灸治疗肥胖症的临床文献,最早见于1974年,目前已在世界上不少国家得到推广。针灸治疗肥胖是基于中医学理论的一种疗法,通过刺激特定穴位来调节体内新陈代谢和热量平衡,其核心在于调整人体的气血平衡和脏腑功能,从而达到减肥的目的。

"针灸治疗肥胖的原理主要是：第一，调节脏腑功能。针灸可以刺激相关脏腑的反射区或穴位，如脾经、胃经的穴位，以增强脾胃的运化功能，改善消化吸收，减少脂肪堆积。第二，促进新陈代谢。通过针灸可以促进新陈代谢，增加热量消耗，帮助身体燃烧多余的脂肪。第三，调节内分泌。针灸可以影响下丘脑—垂体—肾上腺轴等内分泌系统，调节胰岛素、糖皮质激素等激素水平，从而影响体重。第四，抑制食欲。针灸某些特定穴位，如足三里、内关，可以让人产生饱腹感，降低食欲，帮助控制食物摄入量。第五，改善血液循环。针灸可以改善血液循环，消除瘀血，促进脂肪和代谢废物的排泄。

　　"针灸治疗肥胖的注意事项和中草药治疗相似，同样需要遵循个性化治疗，采用综合的治疗方案。此外，一定要注意专业操作，针灸治疗必须由专业中医师进行，确保治疗的安全性和有效性。针灸治疗肥胖是一种自然、不良反应较小的治疗方法，但它的效果因人而异，需要根据具体情况调整治疗方案。"

　　草木博士喝了口茶，说道："拔罐也是一种有效减肥的方法。"

　　康康兴奋地搓搓手，问道："博士，那拔罐又是什么呢？可以把多余的脂肪拔出来吗？"

　　草本博士拍了拍康康小博士，说道："拔罐治疗肥胖主要是通过拔罐的吸力刺激穴位，改善身体循环和新陈代谢，从而加速脂肪的分解和代谢。拔罐可以调节气血，通过局部负压作用，促进气血运行，改善局部血液循环，有助于消除瘀血，促进新陈代谢。拔罐还可以祛湿排毒，可以帮助排出体内的湿气和毒素；也可以刺激穴位和经络，通过作用于特定的穴位和经络，能够调节相关脏腑的功能，如脾胃、大肠等，有助于改善消化吸收和排泄功能。拔罐确实可以减轻局部脂肪堆积（但绝

第三讲 中医药与肥胖治疗

不是把多余的脂肪拔出来），是通过局部刺激，促进脂肪分解和代谢。常用的拔罐部位包括背部膀胱经沿线、腹部、大腿、小腿以及腰部。

"这里有几点拔罐的注意事项：在拔罐前应清洁皮肤，避免油渍或汗水影响罐的吸附。拔罐时力度要适中，避免力度过强导致皮肤损伤。拔罐后注意保暖，避免受凉。拔罐后皮肤可能出现紫红色瘀斑，这是正常现象，通常几天后会自行消退。有出血倾向、皮肤过敏、孕妇等特殊人群应避免拔罐。"

康康："那艾灸是不是和针灸类似呀？"

草本博士："艾灸和针灸都是中医药的重要组成部分，它们在治疗肥胖方面都有一定的作用，但两者在操作方法、治疗原理和适用范围上存在一些区别。艾灸是使用艾绒对特定穴位进行温热刺激。艾绒是一种经过特殊处理的艾草，燃烧时能产生温和的热量。艾灸可以是直接灸（直接在皮肤上燃烧艾绒），也可以是间接灸（艾绒与皮肤之间放置姜片或其他物质）。艾灸通过燃烧艾绒产生温热，这种温热可以渗透到皮肤下，促进血液循环和新陈代谢。中医学认为，肥胖与身体内的湿气、痰饮有关，艾灸能帮助温化这些病理产物。因此，艾灸适合寒湿体质的肥胖者，或者是体内湿气较重、代谢缓慢的人群，通过艾灸特定的穴位可以调节人体内脏功能，改善内分泌，从而帮助减脂。艾灸的温热作用对于这类体质的肥胖有较好的疗效。

"相对于针灸以及拔罐，艾灸的操作性较为容易。大家可以在医师的指导下自己尝试在家进行治疗。比较常用的穴位有足三里，位于小腿前外侧，当犊鼻下3寸，胫骨前嵴外一横指处，能增强脾胃功能，帮助消化。三阴交，位于小腿内侧，当踝尖上3寸，胫骨内侧缘后方，有助于调节内分泌，对女性减肥尤其有效。想要比较容易地准确定位穴位，我们可以使用指寸定位法，即以手指的长度为标准进行定位，例如，将拇指指关节横纹的距离作为1寸，示指、中指、环指并拢，中指横纹的距离作为3寸，有帮助于我们平时在家进行简单的操作。

"需要注意的是，要避免在空腹或饱腹、情绪激动的时候进行艾灸；一定要正确地选择穴位，避免灸错位置造成不良后果；每次艾灸的时间不宜过长，一般每个穴位5~15分钟，要根据个人体质和病情调整；艾条与皮肤的距离应适当，一般为2~3厘米，以免烫伤；艾灸时应选择通风良好、温暖舒适的环境，避免风吹；艾灸后应适当休息，多喝水，避免立即洗澡或吹冷风，以防感冒；要注意观察皮肤反应，如出现水疱、瘙痒等，应适当处理；头面部、心脏区域、大血管处等部位不宜艾灸。"

康康听完说道："博士，我好像发现，不管是中药方剂，还是针灸、拔罐、艾灸治疗肥胖，它们好像都是共通的，都需要坚持治疗，因人而异。是这样吗？"

草本博士笑着回答："康康真是聪明，进步很快。是的，我们不可能一口吃成个大胖子，同样也不可能在一副汤药、一次针灸之后就迅速瘦下来。中医治疗往往需要一段时间才能见效，想要得到确切的疗效就要保持耐心，坚持长期治疗。另外，应在专业中医师及药师的指导下进行治疗，确保治疗方法适合自己的体质和病情。注意每个人都是有个体差异的，不同人的体质和肥胖原因不同，治疗方案也应个性化。同时，在治疗期间应配合合理的饮食调整，避免高热量、高脂肪食物，增加蔬菜和膳食纤维摄入。要保持良好的生活习惯，比如规律作息、适量运动，以增强治疗效果。针灸、拔罐和艾灸等治疗应

第三讲 中医药与肥胖治疗

间隔适当的时间，避免过度治疗。另外，要充分了解相关治疗的禁忌证，如孕妇、严重心脏病患者等特殊人群应谨慎或避免使用针灸、拔罐、艾灸这些疗法。患者在治疗过程中应注意身体反应，如出现不适或异常反应，应及时告知医师并调整治疗方案。治疗时应选择安静、舒适的环境，以确保放松和治疗效果，特别是进行针灸和艾灸时。要保持积极乐观的情绪，中医学认为情绪波动也会影响治疗效果。好心情不仅有助于治疗肥胖的效果，还能让自己的健康状态得到提高。在接受治疗时遵循这些注意事项，有助于提高中医药治疗肥胖的安全性和有效性。"

草本博士最后总结道："中药方剂、针灸、拔罐以及艾灸作为中医传统的治疗手段，各有侧重地针对肥胖进行调理，中药方剂通过内服调理脏腑功能，针灸刺激特定穴位以调节气血，拔罐则通过局部负压作用促进新陈代谢，艾灸温通经络、加速脂肪分解，这些方法相辅相成，共同构成治疗肥胖的多元而有效的中医药方案。坚持治疗与辨证论治是两大关键，持之以恒地根据个人体质和肥胖类型进行针对性的治疗，不仅能够确保疗效的累积，还能更好地调整机体，达到减肥与调理并重的目的。"

康康认真地说道："谢谢您的耐心讲解，今天我学到了很多知识，中医药治疗肥胖真的是个非常好的方法。希望下次能向您学习到更多的中医药文化知识！"

第四讲

草药的神奇作用

　　草本博士详细讲解了某些草药在减肥中的神奇作用,如山楂、决明子、荷叶等,并讲解了它们的正确使用方法。

黄昏的书房内,康康小助手又来向本草博士请教。

康康小助手:"博士,我最近一直在为减肥努力,运动和节食的效果都不太理想。听人说有些中草药对减肥有帮助,效果很好,这是真的吗?"

本草博士:"嗯,是的,一些中草药确定有化浊降脂、理气散瘀的作用。中医学理论认为,肥胖往往和痰、湿、气虚等有关。如《黄帝内经》曰:'素嗜肥甘,好酒色,体肥痰盛。'另有一些医家也提到'肥人多痰湿''肥人沉困怠情是气虚'等观点。因此,历代医家从行气、健脾、化痰湿等方面着手,利用中草药的功效特点,通过调整人体整体平衡,从而达到健康减肥的目的。例如,《本草纲目》记载:'荷叶服之,令人瘦劣。'另外,决明子、山楂、陈皮等都有很好的消积降脂作用。"

"我先来说说山楂,山楂是一种常见的中草药。山楂味酸、甘,性微温。功效:消食健胃,行气散瘀,化浊降脂。山楂善消食化积,能治各种饮食积滞,尤为消化油腻肉食积滞之要药。凡肉食积滞之脘腹胀满、嗳气吞酸、腹痛泄泻者,均可应用。如《简便方》即以单味山楂煎服,治食肉不消。山楂中含有丰富的维生素C、膳食纤维以及一些有机酸,如柠檬酸和苹果酸。这些成分有助于促进消化,加速新陈代谢,从而在一定程度上帮助减肥。《本草再新》就有记载:治脾虚湿热,消食磨积,利大小便。"

"那山楂是怎么起作用的呢?"康康小助手问。

"山楂消食化积力胜,能消一切饮食积滞,尤善消油腻肉食积滞,且有行气散瘀的作用。山楂中含有脂肪酶,能促进脂肪消化,并能增加胃消化酶的分泌,促进消化。在减肥过程中,山楂的主要作用是帮助改善消化系统功能,增强肠道蠕动,有助于减少食物在体内的停留时间,从而减少脂肪的吸收。"本草博士说道。

康康小助手又问:"那么,我们应该如何使用呢?"

本草博士答道:"你可以将山楂泡水喝,这是最简单的方法。选择山楂干或者新鲜的山楂,加入热水中浸泡,让营养成分充分溶解。此外,山楂还可以加入烹饪中,增加菜肴的酸味,帮助开胃消食。又比如,山楂可制作山楂酱或者山楂糕,既美味又健康。"

康康小助手追问道:"使用山楂减肥时,需要注意些什么吗?"

"虽然山楂对减肥有一定的辅助作用,但并不意味着它可以替代均衡饮食和规律运动。适量食用山楂,配合健康的生活方式,才能取得更好的效果。此外,山楂酸性较强,不可过量食用,胃酸过多或者胃溃疡的人要谨慎食用,以免加重胃部不适。还要注意,山楂不宜空腹食用,以免对胃黏膜造成刺激。"本草博士回答道。

本草博士又说:"再来说说荷叶,荷叶味苦,性平。功效:清暑化湿,升发清阳,凉血止血。荷叶水煎剂具有明显的降脂作用,它在减肥方面确实是有一定作用的。荷叶中含有多种有效的化脂生物碱,能有效地分解体内的脂肪并排出体外。"

康康小助手问:"博士,我很好奇,这背后具体的原理是什么呀?"

第四讲　草药的神奇作用

"荷叶含多种生物碱、黄酮类、挥发性精油、有机酸等成分。荷叶中含有的多种生物碱能在人体肠壁上形成一层脂肪隔离膜,有效阻止脂肪的吸收。荷叶茶里的生物碱能够促进新陈代谢,加快脂肪的燃烧和消耗。同时,荷叶含有黄酮类化合物,具有利尿消肿的作用,有助于改善身体水分代谢,对于减少体内多余水分有帮助。"本草博士说。

康康小助手两眼放光:"那这是不是意味着只要喝荷叶茶就能瘦下来?"

本草博士摇摇头:"康康,不是的哦,荷叶茶只是起到辅助作用。它能帮助减少脂肪的摄入和加速脂肪的代谢,但如果在饮食和运动方面不加以控制和配合,减肥效果也不会太理想。"

康康小助手点点头:"原来是这样,那看来还是得全面努力呀。"

"对呀,减肥是一个综合性的过程,荷叶茶只是其中的一小部分。"本草博士说。

康康小助手拍手道:"哇,那可太棒了!那荷叶要怎么使用呢?"

本草博士答道:"比较常见的方法就是用荷叶泡茶。你可以先把荷叶剪成小块,每次取 3~10 g,用开水冲泡,再焖 5~6 分钟就可以喝了。特别是在饭前饮用,可以增强饱腹感,减少进食量。"

"那是不是每日都要喝呢?"康康小助手问。

"不需要每日喝,一般每周喝 3~4 次就行。"本草博士说。

康康小助手明白了:"哦,这样啊。那喝荷叶茶有没有什么要注意的地方?"

本草博士推了推眼镜继续说道:"有的,荷叶性凉,脾胃虚寒的人要少喝。"

刚开始喝的时候,部分人可能会觉得排便次数有所增加,这是荷叶茶促进肠道蠕动的正常反应。不过也要注意,如果腹泻严重就要减少用量或者暂停饮用。而且不能单纯依靠荷叶茶来减肥,还得结合合理的饮食和适量的运动。

"原来是这样,看来荷叶茶确实能起到一定的辅助作用,但关键还是要综合调理。"康康小助手若有所思。

本草博士说:"对呀,单纯依靠荷叶茶是很难达到理想的减肥效果的。"

"康康,你知道吗,中药决明子也有减肥作用。决明子味甘、苦、咸,性微寒。功效:清热明目,润肠通便。决明子水煎剂具有减肥作用,能抑制体重的增加,改善胰岛素抵抗,但不影响食欲。"本草博士说道。

康康小助手突然想到了什么:"对,对,对。我大便不是很通畅,总觉得小肚子胀胀的,这个也能用?"

本草博士说:"决明子含有大黄酚、大黄素等成分,可以帮助润肠通便,对于改善便秘有很好的效果。在减肥过程中,保持肠道健康和正常的排便功能有助于排除体内废物,间接帮助控制体重。你可以将决明子泡水饮用,制成决明子茶,用开水冲泡,像平时泡茶那样饮用就行。"

康康小助手又问:"那每次大概用多少决明子泡茶比较合适呢?"

"一般来说,每次 9~15 g 就可以啦。"本草博士回答道。

"这个需要天天喝吗?"康康小助手继续问道。

本草博士:"也不建议天天喝,过量或者长期连续饮用

第四讲 草药的神奇作用

可能会引起一些不适，比如腹泻之类的，你可以每周喝个三四次。"

康康小助手再问："那是不是所有人都能喝呀？"

本草博士摇手说道："不是的，有几类人不太适合饮用决明子茶。比如孕妇就不能喝，因为决明子可能会对胎儿产生不良影响。脾胃虚寒、容易腹泻的人也不适合。决明子性微寒，这类人喝了可能会加重肠胃不适。低血压的人也要谨慎饮用，决明子有一定的降压作用，可能会导致血压过低。"

康康小助手若有所思，说："看来喝决明子茶还是得根据自身体质来呀。"

本草博士点头道："对，可不能盲目跟风，以免对身体造成不良的影响。"

康康小助手追问道："博士，一般多久能看到效果啊？"

本草博士答道："这可不好说，因为每个人的体质和生活习惯都不一样。要是你在喝决明子茶的同时，还能配合健康的饮食和适量的运动，可能一个月左右能看到一些初步的效果，比如体重稍微下降，或者身体感觉更轻盈。但如果只是单纯依靠喝决明子茶，而不改变其他不良的生活习惯，那可能很长时间都看不到明显效果，甚至没有效果。"

本草博士："康康，减肥不能急于求成，得有耐心和恒心，坚持综合调理才是关键。"

"博士，还有哪些使用简便、有养生减肥作用的中草药吗？"康康小助手急切地问。

本草博士脱口而出："陈皮又称橘皮，是芸香科植物橘及其栽培变种经过干燥处理后的成熟果皮。陈皮味苦、辛，性温。功效：理气健脾，燥湿化痰。用于脾胃气滞、湿阻之脘腹胀满，食少吐泻。本品辛香走窜，温通苦燥，归脾、胃经，有行气、除胀、燥湿之功，故为治脾胃气滞、湿阻之脘腹胀满、食少吐泻之佳品。食积气滞，脘腹胀痛者，可配伍山楂、神曲等，如保和丸（《丹溪心法》）。"

"那陈皮又是怎么起作用的呢？"康康小助手问。

本草博士："陈皮含有丰富的维生素C和膳食纤维，以及挥发油，如柠檬烯等，这些成分对减肥有一定的辅助作用。陈皮可以促进消化，帮助分解脂肪，同时也有助于改善肠道健康，防止便秘。在减肥中，陈皮可以帮助调整消化功能，减少脂肪的吸收，同时其利尿作用可以帮助排除体内多余的水分，有助于减轻体重。此外，陈皮的香气能够刺激味蕾，增加食欲，但适量饮用可以提高饱腹感，减少进食量。"

康康小助手问："博士，陈皮该怎么使用呀？"

本草博士答道："将陈皮泡水喝，制成陈皮茶。每日3～10 g。最好在饭后饮用，可以帮助消化。制作时，将干陈皮切片或者用整个干橘皮，用热水冲泡，盖上盖子焖一会儿，让香气充分释放出来。如果你觉得味道较苦，可以加一点蜂蜜来调味。"

康康小助手说："嗯，陈皮泡水，味道一定很不错。"

本草博士继续说道："虽然陈皮对减肥有一定的辅助作用，但并不能代替健康饮食和运动。陈皮性温，胃热或有消化道溃疡的人要慎用。另外，虽然陈皮含有的柠檬烯可以增加饱腹感，但不建议大量饮用，以免影响正常的营养摄入。"

康康小助手说道："明白了，谢谢博士的讲解！"

本草博士摆摆手，说："不客气。中草药中还有很多药物比如茯苓，有利水渗湿、健脾宁心的功效，可以帮助消除水肿

第四讲 草药的神奇作用

性肥胖；泽泻，能利水渗湿，泄热，化浊降脂，减少脂肪生成；绞股蓝，能调节脂肪代谢，抑制脂肪细胞产生游离脂肪酸及合成中性脂肪；等等。我们传统中草药在这方面的作用还是很神奇的。"

康康小助手感叹道："今天听了您的讲解，我获益匪浅，原来有这么多中草药能帮助减脂啊。"

本草博士："康康，希望你能减脂成功，拥有理想的身材。但要记住，这些中草药虽然在一定程度上可以帮助减脂，但它们并不能完全替代健康的饮食和生活方式，以及规律运动。切记，一定要在医师指导下结合个人体质正确使用。"

第五讲

中医药与心肺血管健康

草本博士阐述了中医药在维护心肺血管健康方面的作用,如通过调节气血、平衡阴阳来预防心血管疾病。

一天早晨,草本博士遇到刚晨跑完的康康小助手。

"博士,早上好啊!"康康小助手向草本博士打招呼。

"你早!在运动吗?"草本博士温和地回应道:

"嗯嗯,刚结束!"刚运动完的康康小助手有些气喘吁吁。

"不如我来考考你,运动完后的气喘除了与肺有关,还与什么有关联?"

这下可难倒了康康小助手,她支支吾吾地:"嗯……嗯……"

看着康康不知所措的样子,草本博士微笑地说道:"心、肺同居于我们人体胸腔内,也就是中医学所说的'上焦'。传统中医学理论早就对心、肺有着深刻的认识——心主血,肺主气、肺朝百脉。简单地说,心、肺关系主要体现在'气与血'。"

"那是不是跟现代医学认为肺与血液间的气体交换原理差不多?"康康小助手问。

"孺子可教。"草本博士欣慰地说道,"早在《黄帝内经》就认识到肺吸入的清气和水谷精微之气合成宗气,宗气灌注到心脉中帮助心推动血液在经脉内运行,简单来说,宗气是联结心搏动和肺呼吸两者之间的中心环节。同时,肺主呼吸,肺吸入的清气需要依附于血液,通过心血运输到人体全身。此外,体内的浊气也需要依附于血液才能到达肺,呼出体外。可以说无论是心与肺,还是血与气,它们都是相互依存的。中医学理论中认为气行则血行,若血没有气的推动,则血无所主,可能导致瘀滞不行;气无血的运载,则气无所依,可能导致涣散不收。因此，若肺出现了问题，影响气的运行，进而心主行血也会出现问题，导致血液运行失常。反之，心的功能失调，导致血行异常时，也会影响肺生成以及散布气的功能，从而出现心肺两虚，气虚血瘀的问题。"

"在没有解剖学的年代，古人已经有了这样深刻的认识，真是厉害！"康康小助手赞叹道。

"是的，这就是老祖宗的智慧！"草本博士赞同说。

"虽然古代医家对于心与肺的功能有着深刻的认识，可是对于现在的心血管疾病有什么指导意义吗？是不是也只是纸上谈兵？"康康小助手问道。

草本博士微笑着说道："随着医学的进步，如今治疗心血管疾病的现代医疗手段也越来越多，无论是外科手术还是新型药物都较之前有着长足的发展，许多以前治疗不了的疾病如今都有了新的方法。然而，我们不能否认，有些心血管疾病的患者在经过西医治疗后仍然会有一些身心的不适，现有理化检查却又查不出什么，这些患者可以说是有苦难言。"

"确实是这样，我身边也会遇到一些做了冠状动脉支架植入术后的患者，虽然血管堵塞的问题解决了，但患者仍然时有胸闷不适的症状。"康康小助手说。

草本博士接着说："这时候许多患者就会求助于中医，经过辨证论治后的调理，患者这些不适症状往往能够得到改善。"

康康反问："西医都是从生理病理角度阐释疾病，治疗疾病的方式或是药物往往需要经过动物实验、临床试验等，那中医药治疗心血管疾病有些什么理论依据呢？"

"心血管疾病在中医学中多属于'胸痹心痛、心悸、心水病'等范畴，病位在心，病性多为本虚标实。由于心血管疾病

第五讲 中医药与心肺血管健康

除了急性冠脉综合征等急症,大部分都有一定发病过程或者有诱因导致。中医学体系以八纲为主——阴阳、表里、寒热、虚实。我们前面所说心主血、肺主气,气血相互影响,两者缺一不可,一旦一方出了问题,那么就会导致另一方也无法正常运行。气血运行一旦出现问题,最终就会导致血瘀、痰浊、寒凝、气滞等实邪的产生。但是一种疾病发展日久,必然会损伤人体的正气,导致心的气血阴阳都会受损,产生心气虚、心阳不足、心血亏虚等。"草木博士细细道来。

"许多心血管疾病患者都知道'活血'这个原则,平时也会口服一些活血化瘀的中药或中成药,比如丹参、银杏叶片等,但具体的道理是什么呢?"康康小助手又问。

草本博士闻言解释道:"这是大多数老百姓的认知。当然为了更具有说服力,学者们也进行了许多中药药理实验,这些研究也证实一些中药具有活血作用,如丹参、川芎、当归等,这些药物中的有效成分通过扩张冠脉血管,增强冠脉血流量,从而能够降低心肌耗氧量、改善循环,进而起到西医所说的抗血小板聚集、抗心律失常的作用。这使得现在许多活血类的中成药注射剂或者口服药在临床上得到广泛的应用。"

"但博士您之前也说过中医学认为心血管疾病有实、有虚,可是活血类药物似乎只能针对实证,那些虚证该怎么办呢?"康康小助手疑惑地问道。

草本博士高兴地说道:"聪明,你说到点子上了。活血类药物是大家普通认为对心血管疾病有效的药物。但是中医学讲究辨证论治,你不能要求所有患者有一样的症状、体质。"

康康小助手大受启发:"就像有些人怕冷,有些人怕热,有些人一吃辣的食物就拉肚子,有些人一吃油炸的食物就上火,大家都是不一样的个体。"

"嗯,你比喻的不错。中医多通过望、闻、问、切,结合患者的症状、体征,加上现在许多理化检查,综合分析患者情况,给予不同的处方。"草本博士表扬道。

"这是不是中医学所说的同病异治?"康康小助手问。

"没错。"草本博士点头继续说道,"血瘀、痰浊、寒凝、气滞会因气血运行异常所致,在临床上,中医会使用化痰、散寒、行气等手段有针对性地化解这些邪实。"

康康小助手接着问道:"对于那些久病虚损的患者来说,是不是要用些补药呢?"

"是的,对于一种疾病,我们并非一味祛邪实,有时也需要兼顾久病导致虚损的本质,如果治标而忘本,反而会耽误疾病的治疗。"博士冷静地回答。

"这就是我们常说的治病求本吧!"康康小助手说道。

"正确。对于补虚,中医也有自己的法宝,当然经过现代药理学的认证,使理论依据更加充足。比如黄芪,这是大家熟知的补气药,现代研究证实,黄芪具有扩张冠状动脉血流量,增加心肌的收缩力和排血量的作用,进而发挥改善心脏代谢的功效。西洋参作为另一种老百姓常吃的补药,也具有一定的强心功效,可以改善并提高心肌细胞缺氧、缺血能力,促进血液循环,最终改善心力衰竭。"草本博士赞许道。

康康小助手笑着说:"这样看起来中医药在心血管疾病的治疗上很有特色呢!"

"嗯,没错,中医重视整体观念,人是一个有机的整体,治疗心血管疾病不仅仅要关注'心',还需要注意与心相关的其他脏腑是否可能出现问题。同时,如今对于心血管疾病的认

第五讲 中医药与心肺血管健康

识也不仅局限在心脏这个脏器上。许多国内的心血管疾病专家逐渐认识到情绪因素在心血管疾病中也会产生重要的作用，由胡大一等专家提出的'双心医学'理论也被越来越多的人所认可。"

"确实，随着现代医学科普途径的广泛，许多患者了解疾病的渠道及方式越来越多，不过许多网络散播的所谓'医学知识'并不专业，而老百姓不明就里，于是许多患者还没看病可能已经对自己有了'诊断'，加重患者的心理负担。更别提有些人稍有不适就会就诊，生怕自己发生急性心肌梗死。"康康小助手附和道。

只见草本博士点头答道："其实中医学早在几千年前就对'双心病'有了认识。《黄帝内经》记载：心'主神明、主血脉'。《素问·灵兰秘典论篇》中指出：'心者，君主之官，神明出焉。'《类经》中也有提及'情志之伤，皆从心发'。这是最早对于双心同源的中医理论。中医藏象中的心不仅仅是我们熟知的器官——心脏，也涉及一些脑的生理功能，古人认为心既有统帅脏器之能，又有统帅心理之职。这便是古人对心更深刻的认识。同时，中医药在数千年的医疗实践中对于情绪心理的调节也有着一定的经方、验方，在临床上能取得不错的疗效。"

康康小助手推断说："这样看起来有着中医数千年对于'双心病'的治疗经验，这样可以综合防治心血管疾病患者的'双心'问题，使得患者的心脏与情绪都能得到调治，这对患者来说无疑省了不少麻烦！"

草本博士肯定地说："没错，同时中医学讲究'上工治未病'，许多病患我们不仅在发生的时候积极治疗，在疾病还未发生前我们就应该防患于未然。首先，心血管疾病患者饮食上宜低盐低脂，多吃些蔬菜、水果及富含维生素的食物。其次，患者也需要保持大便通畅，避免用力排便加重病情。再次，患者还需要多控制情绪，保持乐观的情绪，切忌大喜大悲、过度紧张或激动。"

"听完您的话，我懂了，心血管疾病的防治不仅可以通过遵医嘱服药来改变，也可以通过中医综合防治、调整生活和饮食习惯等来防止疾病进一步发展。"康康小助手点点头。

第六讲

中医减脂食谱

  康康小助手对中医减脂食谱很感兴趣，草本博士便介绍了一些简单易行的中医减脂食谱。

经过前阶段草本博士的细心提点，康康小助手对于肥胖原因、减脂方式等方面小有了解，而且康康对中医减脂食谱很感兴趣，便问道："草本博士，您说能不能通过食疗达到减脂的目的呢？"

草本博士告诉康康小助手："可以，也可以说是必须的。一日三餐不可废，减肥过程中的饮食尤其需要注意。中医学认为肥胖多因脾虚湿阻、痰浊内盛、气滞血瘀等所致，因此减脂应以健脾化湿、祛痰化瘀、行气活血为原则。结合了中医理论和食材的特性，旨在帮助减脂者健康减重。"

康康小助手问："那么，我们在选择减脂餐的时候要注意什么呢？"

草本博士说："要想既能吃好吃对，又能达到减脂的目的，就一定要注意几个原则。"

康康小助手说："愿闻其详。"

草本博士说："首先，要因人而异。中医学强调辨证论治，不同体质的肥胖者应采用不同的减脂方法。在制订减脂食谱时，应根据个人的体质、年龄、性别等因素进行个性化调整。

"其次，要均衡营养。减脂期间应注意均衡摄入各种营养素，包括蛋白质、脂肪、碳水化合物、维生素和矿物质等。避免过度节食或偏食导致营养不良。

"再次，要适量运动。中医减脂不仅仅依靠饮食调整，还需要结合适量的运动来增强体质、消耗热量。建议选择适合自己的运动方式，如散步、慢跑、瑜伽等。

"最后,要持之以恒。减脂是一个长期的过程,需要持之以恒的努力和坚持。不要期望短时间内快速瘦身,而是要注重长期效果的稳定和持久。"

康康小助手说:"我明白啦,中医减脂食谱注重整体调理,是通过平衡阴阳、疏通经络、改善体质来达到减脂的目的。"

草本博士说:"对的,制作减脂餐有一些大致的方向,才能做到追求美食与减脂的平衡。以下推荐一些能够兼顾美食与减脂的食物:

"一是高蛋白低脂肪肉类,包括鸡胸肉、瘦牛肉、羊肉、猪里脊肉、鱼肉(如鲤鱼、鲟鱼、比目鱼)、虾肉、蟹肉等。这些食物富含优质蛋白质,有助于肌肉修复和增长,同时脂肪含量相对较低,适合减脂期间食用。烹饪时可以选择烤、煮、蒸等健康方式,避免油炸等高脂烹饪方法。

"二是海鲜类,除了上述的鱼肉、虾肉、蟹肉,还包括贝类、海参等。海鲜类食物不仅高蛋白低脂肪,还富含多种矿物质和微量元素,对身体健康有益。尽量选择新鲜的海鲜,避免过度加工和添加调料。

"三是蔬菜类,包括菠菜、西红柿、卷心菜、胡萝卜、绿辣椒、芦笋、茄子、土豆、豌豆、南瓜、黄瓜等。蔬菜富含膳食纤维、维生素和矿物质,热量低且饱腹感强,有助于减少总热量摄入。尽量生吃或简单烹饪,保持蔬菜的原汁原味和营养成分。

"四是水果类,如苹果、香蕉、草莓、葡萄、火龙果等。水果含有丰富的维生素和矿物质,以及一定的膳食纤维,有助于促进肠道蠕动和消化。选择新鲜水果食用,避免果汁和加工果干等高糖食品。

"五是粗粮类。包括燕麦、荞麦、小米、薯类等。粗粮富含膳食纤维和复合碳水化合物,有助于提供持久的热量和饱腹感。可以将粗粮作为主食的一部分,与精细粮搭配食用。

"六是坚果类。包括核桃、杏仁、开心果等。坚果富含不饱和脂肪酸、膳食纤维和多种维生素矿物质,有助于降低胆固醇和改善心血管健康。应适量食用坚果,每日不超过30 g,以避免热量摄入过多。

"七是豆制品。包括豆浆、豆腐、豆干等。豆制品是优质植物蛋白质的来源,同时富含钙、铁等矿物质。可以作为肉类的替代品,增加饮食的多样性和营养价值。

"八是饮品类。包括低脂牛奶、无糖酸奶、绿茶等。这些饮品有助于提供营养、促进消化和增强免疫力。

"综上所述,通过合理选择食物种类和烹饪方式,我们可以实现美食与减肥的兼顾。在享受美食的同时,也要注意控制总热量摄入和保持营养均衡。"

康康小助手说:"那您能推荐的一下简单易行的减脂食谱吗?"

草本博士说:"可以呀。我拟了几个食谱,给大家参考。

"**第一,茯苓豆腐。材料:**茯苓粉20 g,豆腐500 g,胡萝卜、香菇各适量,调料少许。**做法:**将豆腐切块,胡萝卜、香菇切片备用。锅中加油烧热,放入豆腐煎至两面金黄。加入胡萝卜、香菇翻炒,加适量水烧开。调入茯苓粉,搅拌均匀,煮至汤汁浓稠即可。其中,茯苓具有健脾利湿的作用,豆腐富含优质蛋白质,胡萝卜和香菇则提供丰富的维生素和矿物质,整个菜品低热量、高营养,适合减脂期间食用。

"**第二,章鱼绿豆煲酿莲藕。材料:**章鱼干50 g、去皮绿豆约150 g、莲藕450 g、猪排骨2小块，盐、油适量。做法：把莲藕洗净去皮，去皮绿豆稍微浸泡一下，章鱼干浸泡60～90分钟，去衣。猪排骨稍微煮一下，滤水备用。将莲藕的一端切开，把去皮绿豆塞进莲藕孔中，然后再把切开的一端拼回原位，用牙签固定，防止绿豆流失。把之前处理过的其余原料放在一起，煲煮60～80分钟即可。煲好再下盐、味精调味。其中，莲藕健脾助运；绿豆清热利湿；章鱼干味甘、咸，性平，归肝、肾经，能养血通乳，解毒，生肌。这道食谱高蛋白质、低热量，既能健脾，又能补益肝肾。

"第三，芹菜海蜇拌菜。材料：芹菜500 g、水发海蜇皮150 g、小海米3 g，精盐、味精、醋少许。做法：芹菜去叶除粗筋后切成段，在开水锅中烫一下，沥干。海米泡好；海蜇皮泡好洗净，切成细丝。将芹菜段、海蜇丝和海米一起拌和均匀，加醋少许，放精盐、味精少许即可食用。其中，芹菜富含膳食纤维和维生素，有助于促进消化和降低血压；海蜇皮低热量、高水分，有助于增加饱腹感。

"第四，酥煮海带。材料：海带、红小豆、萝卜、山楂、甜叶菊苷粉各适量。做法：将海带用水泡24小时（中间换两次水），洗净后切丝沥干，将红小豆、萝卜、山楂加水及甜叶菊苷粉烧煮30分钟，捞去红小豆、萝卜、山楂，放入海带焖至汁干，海带酥烂，起锅晾凉食用。其中，海带中含有丰富的碳水化合物，较少的蛋白质和脂肪，与绿叶蔬菜相比，除了含有丰富的维生素C，还含有大量的粗蛋白质、糖类、钙、铁，富含的膳食纤维有助于促进肠胃蠕动和代谢；萝卜、山楂有消积导滞的作用，整体热量很低。

"第五，枸杞薏米粥。材料：枸杞子30 g、薏苡仁50 g、大枣 5 枚，冰糖适量。做法：薏苡仁洗净，提前浸泡 2 小时。锅中加适量水，放入薏苡仁和大枣，大火烧开后转小火煮 30 分钟。加入枸杞子和冰糖，再煮 10 分钟即可。其中，枸杞子具有滋补肝肾、明目的功效；薏苡仁能健脾利湿、消肿排脓；大枣能补中益气、养血安神。这道粥品不仅美味可口，还能帮助减肥者消除体内湿气，改善体质。

"第六，山楂荷叶参粥。材料：山楂 15 g，新鲜荷叶 1 张（或干荷叶 15 g），西洋参 5 g，粳米 100 g。做法：山楂洗净切片或荷叶切碎。粳米洗净后，加入适量的水，将山楂和荷叶一同放入锅中。大火煮开后，转小火慢慢熬制，直至米烂粥稠。可根据个人口味加入适量调味品。其中，山楂具有消导通滞、清暑除烦的作用，能够促进脂肪消化；荷叶具有降脂减肥、消暑的功效；西洋参补气养阴，适合烦躁不安兼气阴不足的减肥者。

"第七，冬瓜粳米粥。材料：鲜冬瓜（带皮）100 g、粳米 60 g。做法：冬瓜洗净，切成小块。粳米淘洗干净，与冬瓜一同放入锅中，加水煮粥。煮至米烂粥稠即可食用。其中，冬瓜具有利尿、消水肿、清热毒的作用，有助于排出体内多余的水分和毒素；粳米提供必要的热量和营养，与冬瓜搭配有助于减脂。

"第八，山楂小米粥。材料：山楂、小米适量。做法：山楂洗净切片。小米洗净后，加入适量的水，将山楂一同放入锅中。用大火煮开，之后改用小火慢慢熬制，直至米烂粥稠。其中，山楂具有健胃消食、化浊降脂的功效，小米则能健脾和胃，两者结合有助于减脂消脂。

"第九，莲子芡实薏苡仁汤。材料：莲子 30 g，芡实 30 g，薏苡仁 50 g，龙眼肉 8 g，猪肉 300 g，蜜枣 2 枚。做法：猪肉洗净后飞水（即焯水），去除血沫和杂质。所有材料清洗干净，加入 2~2.5 L 水煮开后，加入所有材料。先用大火煮 10 分钟，再转小火煮 2 小时，调味即可。其中，龙眼肉有补气益血之功效；莲子能养心健脾；薏苡仁则有美白及消水肿的功效。本道汤能补脾化生气血，促进血液循环，使面色红润。

"第十，杞菊桑寄生减肥茶。材料：杭菊花 9 g，枸杞子 9 g，山药 15 g、桑寄生 3 g，红糖适量。做法：将所有材料洗净，加 1 L 煎煮 30 分钟。放入红糖后再煎 10 分钟，即可代茶饮用。本道药膳适用于因肾脾虚而引起的血压高及高血脂人士，有腰膝酸软、便溏食少、疲倦乏力、视物不明或眼睛干涩等症状者也可饮用。

"第十一，荷叶普洱茶。材料：荷叶干 3 g（鲜品 10 g），生山楂 5 g，普洱茶 2 g。做法：将荷叶洗净，切成细丝；生山楂洗净切丝备用。将荷叶丝、生山楂丝、普洱茶放入茶壶中，用少量沸水冲入洗茶。再将 90~100℃沸水冲入壶中，盖上盖子浸泡 10 分钟后即可饮用。其中，荷叶具有清热解暑、升发清阳、凉血止血的功效；生山楂能消食化积、行气散瘀；普洱茶则能降脂减肥、养胃护胃。这款茶适合脾失健运的肥胖者饮用，有助于促进消化、消除体内油脂。

"在使用中医减脂食谱时，应根据个人体质和实际情况进行选择和调整。减脂过程中应注意观察身体反应，如有不适应及时调整食谱或咨询专业医师。减脂期间应保持良好的生活习惯和心态，避免过度劳累和情绪波动对减脂效果的影响。"

第七讲

运动与减肥

　　除了饮食调理,运动也是减肥的重要一环。草本博士与康康小助手讨论了适合减肥的运动方式和注意事项。

书房内,草本博士开门见山地说:"我们曾提到,在肥胖的成因里缺乏运动是导致肥胖的重要原因之一。"

康康小助手说:"现在我知道了,像我这样的小胖子就应该多运动。博士,我可以选择哪些运动方式减肥呢?"

草本博士笑着说:"你下定决心减肥了?好,如果你已经下定了减肥的决心,我教你,可以选择进行有氧锻炼(包括打太极拳、散步、慢跑、快步走、跑步、跳绳、游泳、跳舞等)和力量训练(或称抗阻训练,包括杠铃、哑铃等器材训练和自重训练)。康康,我给你推荐几种运动:第一种是跑步。无论你喜欢还是讨厌,它都是燃烧热量最好和最简单的方法之一,而且无需跑步机就能完成。你只需穿上合脚的鞋,系上鞋带,就能上路。第二种是快步走。如果你不擅长跑步,也可以考虑用快步走来达成减重目标,它的效果相当好,而且对你这个小胖墩来说冲击力低。为增加热量消耗,你可以对速度、持续时间和强度逐渐进行调整,如穿负重背心,在手腕或脚踝上绑上沙袋,或爬坡走。每日进行30分钟,每周走5~6次。要是你身边有关节有问题或刚开始减重的朋友以及糖尿病患者,你可以向他们介绍一下,快走对他们更有益处,尤其是糖尿病患者,饭后快走有助于降低血糖水平。每日快走好处多,包括保持健康的体重、提升心血管健康、提高情绪和热量、减轻压力、改善平衡功能和协调性。第三种是波比跳。锻炼后期要是你能做高强度的力量训练动作,波比跳绝对是优选。它包括下蹲、后踢脚、俯卧撑、前跳及垂直跳5个动作,是燃烧热量、甩掉脂肪和锻炼肌肉的好方法，也有助于增加心血管健康。与传统的力量训练相比，波比跳能非常有效地燃烧腹部脂肪，这种全身性的锻炼无需任何设备，方便易行。第四种是跳绳，这个你一定不陌生吧。"

康康小助手叹气道："跳绳，我知道，每次跳一会儿我就气喘吁吁。"

草本博士："哈哈哈，康康你要快点养成运动的好习惯啊。跳绳不仅可以增加锻炼的乐趣，而且这种高强度的有氧锻炼能充分燃烧热量，改善心血管健康，增强全身的力量和协调性，同时还能降低受伤的风险。在燃烧热量方面，跳绳丝毫不输于跑步、骑车和游泳。例如，一个体重为 68 kg 的成年人用平均速度跳绳，每分钟能燃烧约 50 kJ（约 12 kcal）热量，相当于用中等速度跑了 100 m。"

康康小助手赞叹道："哇，跳绳太酷了！"

草本博士继续说道："再介绍一项现在很流行的运动，那就是瑜伽。对于打算减脂的人来说，瑜伽也是一种理想的低冲击力运动，有助于减轻压力，增加身体的灵活性、协调性和力量。要是你还想采用额外的方法来燃烧更多的热量，那就在高温瑜伽工作室里上力量瑜伽课程。你不仅能在流汗的同时消耗热量，而且快节奏的体位动作能刻画出清晰分明的肌肉线条。康康，你在想什么？笑得那么开心？"

康康小助手傻笑道："嘿嘿，我正想着我在高温瑜伽室里跳着波比跳，越跳越瘦。"

草本博士忍俊不住，笑着说："快醒醒，还没天黑就开始做梦了。我接着再给你介绍一种运动——游泳。"

康康小助手："博士，博士，这个我喜欢，在水里小胖子就不会汗流浃背了,在水里我就是条灵活的美人鱼了。"

草本博士大笑道:"哈哈,哈哈。游泳将有氧锻炼与力量训练完美地结合了起来。泳池中的水增加了阻力,迫使你动员更多的肌肉来有效地移动身体和使用氧气。仅仅在26℃的水中锻炼,就能比在陆地上锻炼燃烧更多的热量,因为人体的正常体温为37℃,水中运动需要通过燃烧热量和脂肪来努力保持身体暖和。你还可以借助双腿、手臂和核心肌肉群的力量来保持身体浮在水面上,这就使游泳成为增强力量和耐力的一种全身性锻炼。"

康康小助手迫不及待地问:"有氧锻炼和力量训练,哪种方式对达成减重目标更有效呢?"

草本博士回答道:"在相同的时间内,有氧锻炼能燃烧更多的热量。不过可不能因此就不重视力量训练。尽管单次的力量训练所燃烧的热量比不上有氧锻炼,但坚持进行力量训练仍然能起到燃烧热量的作用。与有氧锻炼相比,力量训练在增加肌肉重量方面更有效,而肌肉在休息状态下比其他组织燃烧了更多的热量。锻炼肌肉不仅有助于提高基础代谢率,还有助于身体消耗更多的热量。但不管选择哪种运动方式,我们要注意的是运动之前要热身,避免肌肉和肌腱组织拉伤,尽可能以有氧耐力性健身运动方式为主,全身运动与局部运动结合,以全身动力性运动为主,局部静力性运动为辅。对于一些不常运动的人来说,动作要简单。强度要易于控制。每周至少3次以上,每次20~30分钟,关键在于能够持之以恒。"

康康小助手高兴地说:"从今天开始我要把这些运动推荐给我的爸爸、妈妈、爷爷和奶奶。"

草本博士提醒道:"康康,采用哪种运动方才要因人而异,很多中老年人都患有慢性疾病，要结合他们实际情况选择运动方式。"

康康小助手追问："那他们需要运动吗，应该怎样运动呢？"

草本博士说："对慢性病患者而言，运动不仅能控制体重而且对患者健康有着现实和特殊的意义。医师会根据患者的实际情况开具运动处方，用处方的形式规定运动种类、运动强度、运动时间、运动频率及运动中的注意事项，使得体育锻炼也做到对'症'下药。对于慢性疾病患者，我们推荐全身大肌群参与的以氧化供能为主要方式，有明确的节奏且持续较长时间的运动。常见的运动方式包括：步行、慢跑、骑自行车、游泳和跳有氧舞蹈等。当然也少不了中国传统运动——太极拳、八段锦、五禽戏、气功等。近年来，传统功法在全球范围内得到了广泛的传播与推广，是一种很好的辅助治疗手段。常见的运动模式有高强度间歇训练和中等强度持续性训练。例如，心脑血管疾病患者以中等有氧运动为主、配合适当抗阻训练和柔韧性训练的心脏康复运动，对改善心绞痛或心肌梗死等心血管疾病的预后起到积极作用。个体化有氧运动处方训练可改善脑卒中患者心肺状态，提高他们的运动能力，改善预后及复发风险，还可改善心血管疾病患者的焦虑、抑郁症状。高血压患者进行有规律的运动可使血压稳定或下降，增加药物的降压疗效，减小用药量及药物不良反应，还可调节情绪。高血压患者一般选择中低强度的全身性、有节奏、易放松的有氧训练（如打太极拳、八段锦等），配合适当的抗阻训练（如沙袋、哑铃、弹力带等）。糖尿病患者，以有氧运动为主，配合抗阻运动或间歇训练的组合运动训练，联合药物治疗更为有效。运动处方一般选大步快走、骑车、球类、跳舞、太极拳等有氧运动，配

第七讲 运动与减肥

合适当的哑铃、弹力带、俯卧撑等抗阻运动。慢性阻塞性肺疾病患者多以有氧运动为主，配合适当抗阻力锻炼，可有效地提高心肺功能、运动耐力及生活质量。运动处方以下肢有氧训练为主，可选快步走、慢跑、游泳、骑自行车、做医疗体操等，可配合抗阻力训练，如坐站、踏步、哑铃等。需要注意的是，慢性疾病患者运动前一定进行简单的热身活动，准备好急救药物，运动过程中如有不适应立即停止运动并进行反馈。"

康康小助手问："博士，那每周进行几次运动呢？"

草本博士答道："运动频率指每周运动的次数。建议每周运动3~5次（或5次以上），最好是隔日1次或每日1次，不可间隔时间太长。因为运动有一个累计效益，超过72小时不运动，之前运动产生的健康效益就会大打折扣。"

康康小助手点点头说："我明白了。那每次运动多久合适呢？"

草本博士答道："运动时间与运动频率、运动强度共同决定运动量的大小，超重及肥胖人群应每日累计运动30分钟以上，每周共150分钟，逐渐增加至每日60分钟，每周300分钟，因为运动60分钟以内就能够很好地消耗一定的脂肪。原则上一次性持续运动不建议超过1小时，以免虚脱或肌肉损伤。对于40岁以上的人，因为一次性运动超过30分钟对关节不好，可以分成2~3个时间段来完成运动，也能达到同样的效果。"

康康小助手问："博士，在运动中，我怎么知道这个运动强度是合适的呢？"

草本博士回答："运动强度是运动处方的核心。对于大多数超重及肥胖人群应采用中等至较大强度运动。中等强度运动需要通过消耗脂肪来供给热量，此时消耗的脂肪量是最大的。高强度运动时则更多通过肌糖原供应热量,脂肪消耗不如中等强度运动。这里有些方法可以计算适合自己的运动强度:① 运动时心率控制在(150－年龄)至(170－年龄)次/分。② 观察心跳和呼吸。中等强度运动量表现为运动时呼吸和心跳稍有加快,呼吸不急促,微微出汗,稍微感觉到累,第二天起床不感到疲劳。③ 有无饥饿感。运动1小时后没有饥饿感,吃饭也不会狼吞虎咽,说明运动量适宜。如果运动后更饿,吃得更多,说明运动量过大,需要减量。④ 运动后是否能自如说话。运动时可随着呼吸节奏连续说话,但不能唱歌,说明运动量适宜。如果一边运动,一边还能唱歌,说明运动强度太小。如果运动时话都懒得说,说明运动强度太大。⑤ 抗阻运动的强度是否合适。看重复的阻力大小,建议选择中等强度,大概是能重复8~12次。比如抬举哑铃,重复10次很累,这个强度刚刚好。轻松抬举20次仍不累,说明强度太小。如果做5次就不行了,说明强度太大。"

草本博士说:"很多不爱运动的人,是为了减肥才开始进行锻炼。锻炼的目标也只有一个,就是减掉身上多余的脂肪。但没有运动基础,又急于求成,他们往往无法分辨运动减肥的误区。这些误区会让训练效果事倍功半,或者你觉得已经练到位,但实际上还远远不够。其实,运动和饮食一样,都讲究科学、合理。科学、合理的运动能有效消耗体内的脂肪和糖,使热量的消耗大于摄入,从而实现减肥的效果。"

康康小助手问:"博士,我按照你说的方式运动就能减脂了吗?"

草本博士笑笑说:"还要看你能不能管住自己的嘴。运动虽然能消耗人体内的热量,但仅靠运动,减脂效果并不很明

第七讲 运动与减肥

显。即使每日锻炼,但只要多喝一两瓶碳酸饮料或吃几块蛋糕,辛辛苦苦得来的减脂成果便会化为乌有。因此,有规律的运动加上健康的饮食,才是减脂的关键。"

康康小助手又问:"博士,有人说空腹运动会损害健康,是这样吗?"

草本博士想了想,说:"有研究表明,饭前1~2小时的空腹状态下进行适度运动,如定量步行、跳舞、慢跑、骑自行车等,减肥效果优于饭后。这是由于此时体内没有新的脂肪酸进入脂肪细胞,较易消耗多余的特别是产能的褐色脂肪。"

"看来今后我每日要早点起床,在吃早饭前先进行锻炼。"康康小助手接着说,"博士,我在运动时出的汗比朋友多,我的减肥肯定比他有效果吧!"

草本博士摇摇头,说:"康康,这可不一定。出汗可不是用来作为衡量运动是否有效的标准。每个人的汗腺各不相同,这与遗传因素有关。在正常生理状态下,人体出汗是为了使体内多余的热量排出,维持体内温度平衡。人体出汗只能散发少量的热量,1 g汗水大约散发2.4 kJ(约0.58 kcal)的热量,以使体温下降。当体内温度适当升高时,人的基础代谢率则小幅上升,热量消耗只是略有增长,并不能大量燃烧脂肪。出汗可以把身体里一些无用的物质排出来,但在消耗脂肪方面并没有效果。"

康康小助手点点头,又问道:"博士,在运动时我去选择一些强度大的运动,是不是减肥效果会更好?"

草本博士答道:"研究表明,体内脂肪的减少取决于锻炼时间的长短,而不是锻炼的强度。锻炼开始时,首先消耗的是体内的葡萄糖,之后才开始消耗脂肪。剧烈运动往往无法保证体力能坚持到消耗脂肪的阶段,因而脂肪消耗不多,达不到减肥的目的。缓慢、平稳而持久的有氧运动,才能消耗更多的热量,达到减肥的目的。所以,我们常说锻炼要持之以恒。"

康康小助手保证道:"博士,我一定努力锻炼,尽快把体脂减下来。但是体脂减下来后,如果停止锻炼我会发胖吗?"

草本博士肯定地说:"确实有一部分人在停止锻炼后会发胖,但发胖的关键因素不仅仅是停止运动,而是停止运动后仍然吃与运动期同样多的食物,从食物中摄取的热量大大地超过消耗的热量,于是引起肥胖。如果停止锻炼后随着热量消耗减少,相应减少食物的摄入量,就不容易发胖。"

康康小助手拍拍手说:"管住嘴,动起来,相信不久的将来我也会拥有傲人的身材。"

博士鼓励道:"加油!康康,我看好你。"

第八讲

肥胖与高血压

草本博士讲述了肥胖与高血压之间的密切联系,并介绍了中医药在高血压治疗中的应用。

这天草本博士看到康康小助手似乎无精打采。

"你怎么了？"草本博士问道。

"博士您好。家里老人一直有高血压，最近血压控制不太好，昨天晚上一下子头晕，测了个血压 200/100 mmHg，送到急诊室折腾了一晚上。"说完康康小助手无奈叹了口气。

"那现在老人家情况怎么样？"草本博士关切地问道。

"用药之后现在血压算是稳定了，头晕也好了，但是除了调整降压药，医师还嘱咐老人需要减脂，我只知道高血压患者需要低钠饮食，这肥胖与高血压有什么关系？"康康小助手困惑地问。

"经过多年的宣传，大家现在都知道高血压患者要低盐饮食，目前世界卫生组织（WHO）推荐每人每日钠盐摄入量应少于 5 g，大部分人都可以做到，但是许多人其实钾盐的摄入不足。此外，虽然很多人在家做饭时会注意盐的用量，可如今外卖的便捷及盛行，外卖食物中加工调料也富含高钠，需要引起重视。高血压患者除了限盐，控制体重也是生活干预的重要措施之一。肥胖可是我国高血压发病的重要因素，其中以腹部脂肪堆积为特征的中心型肥胖还有可能会增加高血压等心血管疾病与一些代谢性疾病的风险。"

看着康康小助手满脸疑惑，草本博士继续说道："肥胖患者因高脂肪食物摄入过多或者缺少运动，导致脂肪堆积而形成肥胖体态。过多的脂肪组织会充斥我们的血管，导致血液循环量增多，增加心脏的工作量，心脏被迫不停日日加班泵血，长此以往可能会导致心脏结构改变，进而影响我们的血压。所以，你说肥胖与高血压是不是关系密切？"

"哦，我懂了！那有些肥胖患者还伴有高血脂，是不是也会影响血压？"康康似乎明白了。

草本博士点头，答道："嗯，没错，虽然不是所有肥胖患者血脂都高，但是如果肥胖患者还伴有高血脂，也是需要积极控制和纠正的。最有效的减重措施就是控制食物热量的摄入以及适当增加体力活动。"

"那是不是就是我们经常跟糖尿病患者说的'管住嘴，迈开腿'？"康康小助手兴奋地问道。

"你说的没错。日常生活中高热量的食物包括脂肪含量高的食物、含糖的饮料与酒精类饮料，还需要注意碳水化合物的摄入。在运动方面，一般来说规律、中等强度的有氧运动是控制体重的有效方式之一。但是现在很多高血压患者年龄偏大，运动方式也需要适当调整，应根据每个患者耐受的情况，寻找合适的运动方式，比如对于有心血管疾病的老年患者可以推荐打太极拳、八段锦，平时做做呼吸操。平稳舒缓的运动方式对他们说是比较适合的强身健体的运动。当然减重不是一蹴而就，并不是在短时间内迅速减少 5 kg 或 10 kg 就是好事，我们说减重也需要因人而异，一般每周减重 0.2 ~ 1 kg 为宜。"草本博士微笑着点头说道。

康康小助手似乎对这个话题来了兴致，继续问道："草本博士，我们家老人挺喜欢中医养生的，那么中医药治疗高血压有什么方法吗？"

"高血压在中医属于眩晕的范畴，中医学根据患者症状、体征、舌苔、脉象等一般会将本病分成痰浊中阻型、气虚血瘀

第八讲 肥胖与高血压

型、肝肾亏虚型、阴虚动风型等,根据不同证型再随症加减,其中比较有名的方剂有天麻钩藤饮、半夏白术天麻汤、镇肝熄风汤等。随着现代科学技术的发展,许多中药的药理经过研究不仅可以证实中医古籍中记载的疗效,还能发现古人未发现的疗效,使得中药的使用范围更加广泛。目前,经现代药理研究具有降压作用的中药主要有天麻、罗布麻、石决明、臭梧桐、杜仲、牛膝等。"草本博士答道。

"天麻,我知道,许多有头晕、头痛的人平时会用天麻泡水喝,说是有用。"康康小助手兴奋地说道。

草本博士微笑着点头说道:"没错,天麻因其对头晕有效,许多高血压伴有头晕的患者平时会用天麻泡水喝,临床上现在也有天麻注射液用于眩晕患者。"

"那是不是有高血压的人都可以用它来泡水喝?"康康小助手问道。

"你这么说不全对,天麻性甘、平,归肝经,具有息风止痉、平肝潜阳、祛风通络之效。由于天麻既息肝风,又平肝阳,为止眩晕之良药。对于高血压患者证属肝阳上亢的眩晕在临床上具有广泛的使用。现代药理研究也发现,天麻煎剂具有镇静、催眠等作用,可以降低脑血管、外周血管和冠状血管阻力,从而起到一定的降压作用。"草本博士纠正道。

"哦,也就是说虽然天麻具有降压作用,但是不是所有人都适用。"康康小助手顿开茅塞。

"不错,中医讲究辨证论治,我们不能只听别人说这个药对什么病有奇效就胡乱用,毕竟这是药物。我们还是需要咨询专业人员后使用。"草本博士首肯道。

"您说得有道理。那我常听说中药有许多药对,在治疗中往往会起到一加一大于二的作用,那治疗高血压有这样的药对吗?"康康好奇地问道。

"非常好的一个问题。"草本博士点头赞道,"前面我们说到天麻,临床上与它同用对降压有效的药对就是石决明。不同于天麻是草本类中药质地比较轻,石决明是矿石类的中药,由于它咸寒质重,归肝经,功善平肝阳、清肝热,为凉肝、镇肝之要药。常与天麻配伍,对于高血压患者属于肝阳上亢型且伴有头晕目眩者有效果。这两味药常常用在治疗眩晕的方剂中起到意想不到的效果,如天麻钩藤饮。"

"哦,这个方子我也听说过,临床上多用于治疗头晕头痛有效果。不过如博士前面说的中医需要辨证论治,并非适合所有人,那罗布麻是不是也不是所有高血压的患者都适合,这可也是一味大家熟知的降压中药呢!"康康小助手若有所思地问道。

"是的,罗布麻味甘、苦,性凉,归肝经。具有平抑肝阳,清热,利尿作用。"草本博士解释道。

"利尿,这是不是就跟现在我们使用利尿剂降压是一样的?那它降压作用应该很好啊!"康康迫不及待地表达自己的观点。

草本博士语重心长地回答道:"你只说对了一半,罗布麻利尿确实对降压起到了一定的作用。本品既可煎服,也可开水冲泡代茶饮。有些高血压患者泡茶饮用后确实会对降压有效,但是是药三分毒,泡茶时也需要注意量,同时不建议长期服用。"

"我明白了,前面说的这几味药都是归肝经的,所以对于有肝阳上亢或肝热表现的高血压患者应该有效果吧!"康康小助手有些得意了。

第八讲　肥胖与高血压

"嗯嗯,孺子可教也!"草本博士双眼笑得眯成一条线了。

"您之前说过病证有虚有实,那治疗高血压的中药中有没有针对'虚证'的?"康康小助手疑惑地问道。

"自然是有的。"草本博士笑着说道,"杜仲这味药你听过吗?"

"知道。杜仲味甘,性温,归肝、肾经,是补益类的药物,主要用于治疗腰痛。"

"最近中医知识增长了不少啊。"草本博士赞许地说道,"杜仲是临床上常用的补益肝肾类药物,现代药理研究显示,杜仲具有双向调节血压作用,尤其是它含有的生物碱,使其在降压方面得到认可。同时,杜仲常与牛膝一起使用。这两味药具有补益肝肾、强筋骨、降血压的作用,对于肝肾亏虚型高血压疗效尤佳。"

"哦,原来是这样,我又长见识了。以前,我只知道杜仲、牛膝多用于腰腿痛,没想到经过现代药理的研究,让中药原本的作用变得更加广泛了!"康康小助手点头答道。

"哎,对了,博士,我在网上曾经查到臭梧桐有降压的功效,它也归肝经,是不是平时也常用于降压?"康康小助手好奇地问道。

草本博士解释道:"臭梧桐味辛、苦,性凉,对于兼有肢体麻木的高血压患者可以单用,研末服用,也可以配伍入方剂中。但若用于降压,煎煮时不宜久煎。"

"原来还有这讲究,我还以为所有的中药煎煮方法都是一样的呢!"康康小助手若有所思。

"大部分人都这样认为,其实中药的疗效受多方面因素影响,包括地道药材、煎煮顺序、煎煮时间、配伍等,都可能会影响药效。所有的药物都是双刃剑,有时候药物虽然看着有很好的效果,但如果使用方法不恰当,治病的药物有时也可能会害人。所以,大家相信中医药是好事,但是在使用前还需要咨询专业人士,使用适合自己的中药,让药效事半功倍。"草本博士细致地讲解道。

"今天听了您的分析又让我收获不少。我今天回去就要跟家里老人说,除了遵医嘱口服降压药,生活方式与习惯的改变也很重要。不仅要低盐低脂饮食、控制体重,平时还要注意情绪控制,避免情绪波动。等病情稳定后我会带他去中医医院找专科医师,根据他的体质开些中药调理一下。"

"希望你家老人经过生活方式、降压药的调整以及中药的调理,身体能早日康复!"草本博士非常真诚地说。

"好的,谢谢您博士!"康康小助手挥手和草本博士告别。

第九讲

肥胖与高脂血症

　　康康小助手了解到肥胖还可能导致高脂血症，草本博士便详细讲解了高脂血症的定义、与肥胖的关系、危害以及中医药的治疗方法。

这天，康康小助手来找草本博士解惑。

康康小助手问："血脂是啥？我看很多人的体检报告都有箭头，但他们没感到有啥不舒服。"

草本博士解释说："是的。高脂血症是一种常见的代谢性疾病，其流行病学特征在全球和国内均呈现出一定的趋势。近年来，我国高脂血症的患病率呈现快速增长的趋势。相关数据显示，我国高脂血症的患病率已从20世纪80年代初的不到1%逐步上升至目前的15%~30%。因此，身边确诊高脂血症的人越来越多。

"具体地讲，高脂血症是指血液中脂质成分浓度异常升高的状态。这些脂质成分主要包括总胆固醇、低密度脂蛋白胆固醇（LDL-C）、高密度脂蛋白胆固醇（HDL-C）和三酰甘油。高血脂是心血管疾病的重要危险因素之一，可能引发动脉粥样硬化、冠心病、脑卒中等严重疾病。对于高脂血症患者来说，积极控制血脂水平、预防心血管疾病的发生具有重要的意义。提高高脂血症的知晓率和治疗率也是降低其危害的重要途径。高脂血症虽然没有什么特殊的症状，但绝对不可以不重视呀！"

康康小助手点头说道："哦哦，那请博士具体跟我们讲讲血脂的组成好吗？"

草本博士耐心地说道："好的。高脂血症的定义是指血液中上述脂质成分的一种或多种浓度超过正常范围。具体诊断标准因地区和实验室方法的不同而有所差异，但一般来说，国内常用的诊断标准为:高胆固醇血症——血清总胆固醇含量增高,超过 5.72 mmol/L(或不同实验室可能采用的不同单位换算值);高三酰甘油血症——血清三酰甘油含量增高,超过 1.70 mmol/L(或不同实验室标准);混合型高脂血症——血清总胆固醇和三酰甘油含量均增高,即同时满足上述两个标准;低高密度脂蛋白血症——血清高密度脂蛋白胆固醇含量降低,低于一定水平(如 9.0 mmol/L,但注意此值可能因不同标准而异)。

"高脂血症主要分为两大类:① 原发性高脂血症,其发病机制尚未完全明确,通常认为与脂代谢相关基因缺陷和获得性因素(如高脂肪饮食、高热量饮食、肥胖、增龄和不良生活习惯等)有关。原发性高血脂具有家族聚集性,有明显的遗传倾向,称为家族性血脂谱异常症。② 继发性高脂血症,由其他疾病或药物引起。系统性疾病(如糖尿病、甲状腺功能减退症、胆道疾病、肾脏疾病等)和某些药物(如糖皮质激素、噻嗪类利尿剂、β 受体阻滞剂等)均可导致血脂水平升高。继发性高脂血症的治疗需要针对原发病因进行。

"综上所述,高脂血症是一个涉及多种脂质成分和复杂发病机制的疾病,其诊断和治疗需要综合考虑患者的具体情况和多种因素。"

康康小助手恍然大悟似的说:"原来高脂血症形成这么复杂,我还以为是吃得太多的缘故呢!那高脂血症和肥胖有关系吗?"

草本博士笑着说:"肥胖与高脂血症之间存在密切的关联机制,这涉及生理机制、脂肪代谢、脂肪细胞增大与胰岛素抵抗的关系,以及胰岛素抵抗如何促进血脂异常等多个方面。

第九讲 肥胖与高脂血症

"从生理机制来说,肥胖的发生主要是由于体内脂肪细胞数量增多和(或)体积增大,导致体内脂肪组织总量增加。这种脂肪堆积不仅影响外观,更重要的是对机体的代谢功能产生深远影响。

"从最主要的饮食因素来说,肥胖者往往摄入的总热能超出自身所需,且脂类食物比例增加。这种不平衡的饮食模式导致脂肪在体内堆积,进而引发血脂升高。肥胖者体内脂肪细胞增大,可能导致脂质代谢相关酶的活性和表达发生变化,从而影响脂肪酸的合成、分解和转运过程导致脂质代谢异常。这些变化进一步促进血脂异常的发生。

"肥胖者的脂肪细胞体积往往增大,这使得细胞表面的胰岛素受体相对减少,对胰岛素的敏感性降低。脂肪细胞增大导致的胰岛素受体减少和敏感性降低,使得机体需要分泌更多的胰岛素来维持血糖稳定。这种高胰岛素状态被称为胰岛素抵抗,是肥胖与多种代谢性疾病(如高脂血症、糖尿病等)之间的关键联系。

"胰岛素抵抗是如何促进血脂异常、促进脂肪合成的呢?在胰岛素抵抗状态下,胰岛素对脂肪细胞的作用增强,促进脂肪的合成和储存。这导致体内脂肪堆积增加,进一步加重血脂异常。胰岛素抵抗还可能影响脂质代谢相关酶的活性和表达,如降低脂蛋白脂酶的活性,从而减少脂肪酸的分解和利用;同时增加脂肪合成相关酶的活性,促进脂肪的合成。

"胰岛素抵抗还与慢性低度炎症密切相关。炎症因子可以干扰脂质代谢过程,促进血脂异常的发生和发展。

"综上所述,肥胖与高脂血症之间的关联机制涉及多个方面,包括生理机制、脂肪代谢、脂肪细胞增大与胰岛素抵抗的关系以及胰岛素抵抗对血脂异常的影响。这些机制相互作用、相互影响，共同构成了肥胖与高脂血症之间的复杂联系。因此，对于肥胖和高脂血症的预防和治疗需要综合考虑多个方面的因素，包括改善饮食习惯、增加体力活动、控制体重以及针对胰岛素抵抗和脂质代谢异常的治疗措施等。"

康康小助手不由追问道："那有什么避免肥胖、降低高脂血症的方法吗？尤其是中医药方法。"

草本博士解释道："中医降低血脂的方法多种多样，主要包括药物治疗、针灸治疗、食疗以及生活方式调整等方面。

"一是药物治疗。中医常用以降血脂的中药包括山楂、何首乌、柴胡、川芎、决明子、绞股蓝、葛根、桑寄生、姜黄等。这些中药有的以降胆固醇为主，有的以降低三酰甘油为主，还有的可以两者兼降。根据患者的具体病情和体质，中医师会开具相应的方剂进行治疗。例如，对于痰湿型高脂血症，可以选择二陈汤、平胃散等方剂；对于血瘀型高脂血症，可以选择血府逐瘀汤、丹参饮等方剂。市面上也有一些中成药可以用于降血脂，这些中成药的主要成分多包含上述提到的中药，如红曲、山楂、荷叶、决明子等。

"二是针灸治疗。针灸治疗高脂血症时，常选择丰隆穴作为主穴。丰隆穴为祛痰要穴，功在沉降胃浊，由于血脂高多是体内'痰湿'过多引起的，因此祛痰为第一要义。除了丰隆穴，还可以配合足三里、承山、三阴交、神阙等穴位进行针灸治疗。这些穴位能够协同作用，达到祛湿、降血脂的目的。

"三是食疗。中医学认为，食疗是治疗高脂血症的重要手段。可适当多吃玉米、燕麦、洋葱、大蒜、黑豆、大红枣、山药等食物，这些食物都具有一定的降血脂作用。例如，燕麦含有丰富的膳食纤维，可以降低血清胆固醇和低密度脂蛋白胆固醇的含量；洋葱含有前列腺素 A，可以扩张血管，降低血液黏稠度。同时调整饮食，需要减少高脂肪、高胆固醇食物的摄入，如红烧肉、猪肝等。保持低脂饮食，多吃新鲜蔬菜、水果、豆类、奶类、鱼虾等食物。

"中医降低血脂的方法包括药物治疗、针灸治疗、食疗以及生活方式调整等多个方面。这些方法可以单独使用，也可以结合使用，以达到更好的治疗效果。但需要注意的是，中医治疗高脂血症需要辨证施治，根据患者的具体病情和体质来制订个性化的治疗方案。同时，对于严重的高脂血症患者，可能还需要结合西医的降脂药物进行治疗。"

第十讲

肥胖与阻塞性睡眠呼吸暂停低通气综合征

草本博士详细讲解了肥胖可能导致的阻塞性睡眠呼吸暂停综合征（OSAS）等呼吸系统并发症，并强调了OSAS的危害和中医药的治疗方法。

一天，康康小助手来见草本博士，但比原来约定的时间迟到了整整 2 小时。草本博士问了原因，康康小助手说，昨晚他睡得很沉，但是早上醒过来感觉没睡醒，头晕乎乎的，便倒头又做起白日梦了。

草本博士询问："你晚上肯定打呼噜了，而且动静不小。按照现代医学观点来说，你可能患有阻塞性睡眠呼吸暂停综合征（obstructive sleep apnea syndrome，OSAS），会对心脑血管产生危害，接下来我详细讲给你听。"

草本博士继续说："睡眠呼吸暂停低通气综合征（sleep apnea hypoapnea syndrome，SAHS），这是一种常见的睡眠呼吸紊乱疾病，患者在睡眠过程中出现呼吸暂停或明显减弱，其中，以阻塞性睡眠呼吸暂停低通气综合征（obstructive sleep apnea hypoapnea syndrome，OSAHS）最为常见。睡眠时打呼噜是 OSAHS 的主要症状，主要发病人群是男性及绝经后妇女，并随着年龄增长发病率增高，高峰年龄为 50~60 岁、BMI$\geq$25 kg/m^2 的人群，发病风险较高，因此肥胖者睡眠呼吸暂停低通气综合征非常常见。"

"呼吸暂停？听起来就很严重啊！那我们该如何判断自己是否患有 OSAHS 呢？是不是只要打呼噜就是呢？"康康小助手好奇地问。

草本博士解释道："并不是所有的打呼噜都是睡眠呼吸暂停综合征（sleep apnea syndrome，SAS）的特征。我们要学会分辨打呼噜中隐藏的危险信号。一些人打呼噜时，打着打着，突然没有声音，那就得警惕了。他很可能得了 OSAHS。通俗地讲，睡眠呼吸暂停就是睡眠时发生的呼吸暂时停顿。打鼾者如果有以下几种情况就应及早就医：① 尽管睡了一整夜，醒来时仍然感到十分疲惫；② 夜间反复憋醒，不自主翻动，甚至抽搐；③ 醒后头痛，且口干舌燥；④ 白天总是困倦或打盹，甚至在工作或开车时睡着；⑤ 暴躁易怒，血压升高；⑥ 注意力不集中或记忆力减退。"

康康小助手点点头表示理解："哦……原来是这样。您这样一讲我就明白了！"

草本博士补充道："但是除了肥胖，其他鼻咽部、口腔异常如鼻炎、鼻息肉、慢性咽炎、舌体肥大、扁桃腺肥大，还有甲状腺功能减退等内分泌疾病也可导致 SAHS。所以，建议你到医院进行鼻咽部检查、标准睡眠监测等评估，可以明确诊断并了解病因、病情的严重程度和类型，有助于后续的治疗。"

"明白了！前面您说道，肥胖可能与遗传性因素有关。那 OSAHS 是否也有遗传因素呢？"康康小助手点头说道。

"不错啊康康，已经懂得举一反三了！"草本博士夸赞道，"确实，大多数 OSAHS 患者有家庭聚集性和遗传因素。所以，如果家族人员中有肥胖，同时有睡眠时打鼾，那就要注意了。"

"那肥胖与 OSAHS 之间有什么关系呢？"康康小助手疑惑地问道。

"生活中大家可能会发现，爱打呼噜的多是肥胖之人。为什么会这样呢？这是因为胖人多痰湿的缘故。'痰'是津液的凝聚。肥胖之人往往嗜好饮酒，嗜食大鱼大肉，这些食物吃得多了，脾胃消化不了，久而久之就会形成痰湿。'脾为生痰之源，肺为储痰之器'。一个人体内有痰湿，就会影响肺的宣降功能，

第十讲 肥胖与阻塞性睡眠呼吸暂停低通气综合征

气机不畅,人就胸闷气喘。痰阻气道,空气进入气道的时候被堵住了,睡觉时就会打呼噜。你看肥胖的人,往往脖子也很粗。我们正常呼吸的时候,气体通过鼻腔、咽喉,然后进入气管、肺。肥胖的人舌体肥厚,且颈部脂肪堆积,容易出现气道狭窄,从而发出鼾声,气道阻塞越重,呼噜声就越响。当气道阻塞的程度较重时,就会出现吸气困难甚至呼吸停止,继而导致缺氧,甚至长期缺氧。这也是为什么白天会出现困倦、瞌睡的原因。"草本博士进一步解释道。

"原来如此。看来脖子粗也是一个健康危险信号啊。"康康小助手思考了一番后又继续提出疑问,"那不就是睡觉打呼噜吗?与心肺血管健康之间又有什么关联呢?听起来与心肺血管也并没有什么关系啊?"

"康康,你问到了点上。"草本博士颔首称赞,"睡觉打呼噜是日常生活中一种常见的现象,人们对司空见惯的打鼾早就习以为常。但是顽固性的打鼾伴反复的睡眠呼吸暂停是具有潜在危险的疾病,轻者晨起头痛、口干舌燥、白天嗜睡、性格情绪改变,重者记忆力减退、性功能障碍,易患高血压、心脏病、脑梗死,甚至有猝死的危险。很多人最初就诊是因为高血压、心绞痛,甚至是心肌梗死。有研究表明,患者高血压发生率为45%,降压药物的治疗效果不佳。正如我们前面提到的,反复的呼吸暂停导致缺氧,会损伤心血管,从而引起冠心病、心律失常、肺动脉高压。呼吸暂停会影响肺,引起肺源性心脏病、呼吸衰竭;影响脑血管,引起脑梗死等脑血管病;影响内分泌系统,出现血糖异常;还会有注意力、记忆力下降,甚至出现焦虑、抑郁等。所以,千万不要轻视肥胖还有打鼾的问题,看似无关紧要,但轻则影响白天正常的工作生活,重则会引起全身多器官的损伤。"

康康小助手恍然大悟:"原来一个小小的呼噜,竟会引起如此严重的后果。那中医药在治疗方面肯定也有好办法吧,博士?"

康康小助手此时已经对肥胖可能导致的呼吸暂停有了初步的了解,特别是听了草本博士对肥胖的中医药解读之后,更是对中医药对肥胖所致的治疗方法表现出浓厚的兴趣与求知欲。

"确实,中医药在防治中具有独特的优势。"草本博士捋了捋他的学究胡须,"首先对于肥胖的人群来说,应积极减轻体重,力戒烟酒嗜好,加强锻炼,保持良好的生活习惯。康康,前面我向你介绍了中医对肥胖成因的认识。现在我来考考你,还记得中医对于肥胖成因的认识吗?"

"肥胖的成因,和气血、阴阳、津液、痰湿关系密切。阴阳失衡,导致脏腑代谢功能紊乱。博士,我说得对吗?"康康快速回答道。

"不错,康康!中医对于肥胖的治疗,离不开气血阴阳的调和。"草本博士细细道来,"古代医典《诸病源候论·卷之三十一》中提出了'鼾眠候',并对其病因病机以及与肥胖的关系进行了阐述——'鼾眠者,眠里咽喉间有声也。人喉咙,气上下也,气血若调,虽寤寐不妨宣畅;气有不和,则冲击咽喉而作声也。其有肥人眠作声者,但肥人气血沉厚,迫隘喉间,涩而不利,亦作声。'古时医家认为鼾症的基本病机为'气不和',并指出其发生与肥胖有着密切关联,这也与现代研究结果相符合。

"鼾症多与先天遗传、后天饮食失调、年老体衰相关。肥胖者之鼾症,多为饮食不节,嗜食肥甘,烟酒无度,损及脾

第十讲 肥胖与阻塞性睡眠呼吸暂停低通气综合征

胃,脾失健运,水谷精微不归正化,聚为痰湿,阻于气道,迫于喉间发鼾声,肺气不利,从而引发憋气、呼吸暂停。同时,痰浊上蒙蔽清窍,清阳不升,会感到头部沉重,好像被东西包裹一样,有紧箍感,身体沉重,乏力,困倦嗜睡等。先天禀赋异常,如鼻中隔偏曲、小颌畸形、巨舌等局部异常,导致通气不畅也是鼾症的原因。

"如没有及时干预纠正,随着病程迁延,多痰多湿,郁久化热,痰热内生,此时可见头晕、心烦、口干渴、痰黏色黄、舌苔黄腻等症状;痰浊为患,最易阻滞气机,气既被痰阻,血行为之瘀滞,致痰瘀互结,则可见头痛、心胸疼痛,刺痛固定、舌质紫暗或有瘀斑等症状。此时需警惕 OSAHS 引起的心脑血管病变。

"中医药治疗应以化痰开窍为大法,常用石菖蒲开窍豁痰、醒神益智、化湿开胃;远志祛痰安神、交通心肾;半夏、制南星燥湿化痰;陈皮、枳实行气消痰;如痰热内生,见心烦、口干苦、便秘、舌苔黄腻之象,则佐以清热化痰之法,常用胆南星、栀子、黄芩等;若痰瘀互结,见面唇紫暗,头痛、心胸刺痛,舌紫暗有瘀斑,则佐以活血祛瘀之品,如桃仁、红花、当归、赤芍、川芎等。同时,可以结合针灸推拿治疗,治以健脾化痰、疏通经络、调理气机。"

康康小助手听得入神,不由感叹道:"原来中医药不仅能减肥,对于睡觉打鼾也有帮助。"

"对,中医学讲究整体观念,而非简单的'头痛医头,脚痛医脚'。"草本博士如是说:

"总而言之,OSAHS 状是以睡眠打鼾及白天困倦为主,常见于肥胖人群,严重时可引发冠心病、心律失常、高血压、呼吸衰竭、脑血管意外、认知功能障碍、糖代谢异常等。如果患者疾病情况严重，应尽快就医，进行必要的体格检查和特殊检查。对于肥胖的 OSAHS 患者，应积极减轻体重，针对病因采取局部或综合治疗，不仅能减轻或消除睡眠呼吸暂停，而且可以降低与之相关的继发性多器官不可逆性损伤，同时可有效地改善患者的生活质量，使其恢复正常的工作生活。"

第十一讲

肥胖与糖尿病

　　草本博士进一步揭示了肥胖与糖尿病之间的关联,并讲解了中医药在糖尿病治疗中的独特优势。

这天，康康小助手忧心忡忡地来找草本博士问道："博士，我朋友中有很多人血糖高，我有点担心。糖尿病怎么诊断呢？"

草本博士答道："根据 WHO 和国际糖尿病联盟（IDF）等权威机构的建议，糖尿病的诊断标准通常包括以下几个方面：① 有典型的糖尿病症状（如多饮、多尿、多食和体重下降）加上随机血糖≥11.1 mmol/L。② 空腹血糖≥7.0 mmol/L。③ 口服葡萄糖耐量试验 2 小时血糖≥11.1 mmol/L。只要满足上述任何一个条件，并且排除其他可能引起高血糖的原因（如应激、药物等），即可诊断为糖尿病。

"顺便提一下，糖化血红蛋白反映了过去 2~3 个月的平均血糖水平，是评估糖尿病控制情况的重要指标。虽然它本身不用于诊断糖尿病，但可以作为辅助诊断手段，特别是对于空腹血糖正常但糖化血红蛋白升高的患者。尿糖检测简单易行，但受肾糖阈影响，有时不能准确地反映血糖水平。因此，它主要用于筛查和监测，而非确诊糖尿病的依据。

"需要注意的是，糖尿病的诊断应由专业医师根据患者的具体情况进行综合评估。因此，如果你怀疑自己患有糖尿病，应及时就医并接受专业检查和治疗。"

康康小助手困惑地问："我看到很多胖友，也是糖友，这两个病是有关联的吗？"

草本博士赞同道："你说得没错。肥胖和糖尿病是一对'难兄难弟'"。

大量流行病学数据表明，肥胖人群糖尿病的发病率明显高于正常体重人群。例如，在某些国家，肥胖人群糖尿病的患病率可高达 20% 以上。这些数据不仅揭示了肥胖与糖尿病之间的紧密联系，也强调了控制体重对于预防糖尿病的重要性。

康康小助手疑惑地问："这是为什么呀？"

草本博士继续解释："这是因为在肥胖状态下，体内脂肪堆积过多，尤其是内脏脂肪的增加，会干扰正常的代谢过程，促进糖尿病的发生和发展。胰岛素抵抗是糖尿病发病的核心机制之一。简单地说，就是身体对胰岛素的敏感性降低，导致血糖无法正常降低。肥胖导致胰岛素抵抗的机制复杂多样，主要包括以下几个方面：

"一是脂肪细胞肥大。肥胖时，脂肪细胞体积增大，数量增多，导致脂肪组织分泌多种生物活性物质，如游离脂肪酸、炎性因子等，这些物质可干扰胰岛素信号传导，抑制胰岛素作用。

"二是脂肪细胞因子失衡。脂肪细胞不仅储存热量，还能分泌多种细胞因子，如脂联素、瘦素等。在肥胖状态下，这些细胞因子的分泌和平衡被打乱，进一步加剧胰岛素抵抗。

"三是炎性反应。肥胖引起的慢性炎性反应也是导致胰岛素抵抗的重要因素。脂肪组织中的巨噬细胞等免疫细胞被激活，释放大量炎性因子，如肿瘤坏死因子 α（TNF-α）、白细胞介素 6（IL-6）等，这些炎性因子可抑制胰岛素受体底物的磷酸化，降低胰岛素敏感性。

"四是脂肪细胞分泌的炎性因子与糖尿病的关系。脂肪细胞不仅是热量储存的'仓库'，还是内分泌和免疫调节的重要参与者。在肥胖状态下，脂肪细胞会分泌多种炎性因子，如 TNF-α、IL-6 等。这些炎性因子不仅参与炎性反应，还通过

第十一讲 肥胖与糖尿病

干扰胰岛素信号传导、促进β细胞凋亡等途径，在糖尿病的发病过程中发挥重要的作用。因此，调节脂肪细胞分泌的炎性因子水平，有望成为治疗糖尿病的新靶点。"

康康小助手问："那减重能治疗糖尿病吗？"

草本博士肯定地说："当然可以！减重作为改善肥胖状态的有效手段，对于糖尿病的预防和治疗具有重要的意义。通过减轻体重，可以降低体内脂肪含量，减少脂肪细胞分泌的炎性因子和游离脂肪酸等有害物质，从而改善胰岛素抵抗状态，降低血糖水平。此外，减肥还有助于改善血脂代谢、降低血压等心血管危险因素，全面提升健康水平。

"减轻体重是改善胰岛素敏感性的重要途径之一。多项研究表明，通过饮食控制、增加运动等生活方式干预措施，可以显著降低体重，并伴随胰岛素敏感性的明显改善。这种改善不仅有助于降低血糖水平，还可以减少降糖药物的用量，提高患者的生活质量。

"生活方式干预（饮食、运动）是糖尿病管理的重要组成部分。在饮食方面，建议患者采取低糖类、低脂肪、高纤维素的饮食模式，限制总热量摄入，避免暴饮暴食和过度饮酒等不良习惯。同时，鼓励患者增加蔬菜、水果和全谷类食物的摄入，以提供丰富的膳食纤维和营养素。在运动方面，建议患者根据自身情况选择合适的运动方式和强度，如快走、慢跑、游泳等有氧运动以及力量训练等无氧运动。通过规律运动，可以促进热量消耗和脂肪代谢，进一步改善胰岛素抵抗状态，从而治疗糖尿病。"

康康小助手又问道："我听说有人用某些糖尿病药来减肥，这是真的吗？"

草本博士回答道:"有些糖尿病药物能减肥的原因主要与其药理机制和不良反应有关。我举几个例子:

"比如,二甲双胍主要通过抑制肝脏糖的输出,降低空腹血糖,改善胰岛素的敏感性,帮助糖的利用,从而降低餐后血糖。它还能改善血脂谱,二甲双胍有一定的减重作用,特别是对超重和肥胖的 2 型糖尿病患者。减重效果部分来源于其胃肠道不良反应,如抑制食欲、恶心、呕吐、腹泻等,这些不良反应导致患者进食减少,从而减轻体重。同时,糖尿病患者在服用二甲双胍期间,通常也会坚持饮食控制和餐后锻炼,这进一步促进了体重的下降。

"又如 α 糖苷酶抑制剂,这类药物主要通过抑制小肠黏膜刷状缘的 α 糖苷酶,从而延迟糖类(碳水化合物)的吸收,降低餐后高血糖。减重作用通过延缓糖类的吸收,可能在一定程度上减少总热量摄入,从而有助于体重控制。但其直接的减重效果可能不如二甲双胍显著。

"再如,GLP-1 受体激动剂通过激动 GLP-1 受体,以葡萄糖浓度依赖的方式增强胰岛素分泌、抑制胰高血糖素分泌,并能延缓胃排空,通过中枢性的食欲抑制来减少进食量。这类药物在降低血糖的同时,具有显著的减重效果,尤其是对于超重和肥胖的 2 型糖尿病患者。其减重效果主要源于抑制食欲和延缓胃排空,从而减少热量摄入。"

听到这里,康康小助手迫不及待地说:"那我就用降血糖药来减肥吧!"

草本博士摇摇头,说道:"尽管部分降血糖药具有减重效果,但它们并不是规范的减肥药。对于非糖尿病患者来说,不建议使用这些药物进行减重,因为它们可能带来一系列不良反

第十一讲 肥胖与糖尿病

应,如肝肾功能损害、低血糖等。减肥最根本的方法是通过医学营养减重,即控制饮食和加强锻炼,同时长期坚持和医师定期沟通,以评估减肥的疗效。"

康康小助手摇了摇头,说:"哦哦,那我还是选中医中药吧!"

草本博士:"中医治疗糖尿病的方法是一个综合性的体系,旨在通过多种手段调节患者的身体功能,以达到控制病情、缓解症状的目的。

"中医治疗糖尿病强调辨证施治,即根据患者的具体症状、体质和病情,制订个性化的治疗方案。常用的中药方剂包括七味白术散、玉女煎、二冬汤、六味地黄丸等,这些药物可以有效缓解糖尿病的不同症状,如口渴、乏力、夜尿频多、消瘦等。

"虽然中药在改善糖尿病症状方面有一定的优势,但其降糖效果通常不如西药。因此,对于已经确诊的糖尿病患者,一般需要用刺激胰岛素分泌或加速血糖排出的药物,并在胰岛受损严重时给予胰岛素替代治疗。

"针灸疗法在糖尿病治疗中也有一定的应用。通过辨证论治,选择合适的针灸方式和穴位,如三阴交穴、太溪穴等,可以刺激经络、调和气血,有助于控制血糖和改善症状。

"中医治疗的方法还包括饮食疗法、运动疗法、情志调摄等。特别是运动,对于控制血糖有重要的作用。《诸病源候论》和《外台秘要》等古医籍均强调了运动在防治糖尿病中的积极作用。

"上述方法需要综合运用,并在专业医师的指导下进行,以达到最佳的治疗效果。同时,患者还应注意定期监测血糖水平,及时调整治疗方案。"

第十二讲

中医药的个性化治疗

　　草本博士强调了中医药在肥胖治疗中的个性化原则，即根据每个人的体质和病情制订治疗方案。

"草本博士好！前面您介绍了中医药在肥胖治疗中的独特方法，如针灸、拔罐、草药方剂等，如山楂、决明子、荷叶等中草药对肥胖有神奇作用。那么，是不是可以自行选用这些草药来防治肥胖呢？"康康小助手问道。

"非也，非也。"草本博士摇摇头，"康康，我先来问你个问题，你见过身边肥胖的人都有一些什么特点呢？"

康康小助手若有所思，说："首先就是吃得多，胃口好，而且喜欢吃各种零食，油炸食品，平时奶茶、可乐不断。"

"除了这些，还有吗？"草本博士追问道。

康康小助手想了想，说："特别不喜欢动，经常犯困打瞌睡，睡觉还打鼾。能躺着绝不坐着，能坐着绝不站着，更别提运动了。还有，稍微动一动就气喘吁吁，满头大汗。"

"哈哈，康康，观察得很仔细啊。看来你身边也有不少肥胖的人吧。"草本博士赞许地点了点头，"所以，肥胖的表现各有不同，应该仔细判断肥胖的病因，针对性地进行中医药的治疗。"

草本博士继续说道："肥胖与很多因素有关。历代医籍对肥胖的论述非常多。对本病的最早记载见于《黄帝内经》。《素问·阴阳应象大论篇》有'肥贵人'及'年五十，体重，耳目不聪明'的描述。此外，《素问·奇病论篇》中有'喜食甘美而多肥'的记载，说明肥胖的发生与过食肥甘，先天禀赋，劳作运动太少等多种因素有关。后世医家在此基础上认识到肥胖的病机还与气虚、痰湿、七情及地理环境等因素有关，如《景岳全书》认为肥人多气虚,《丹溪心法》和《医门法律》认为肥人多痰湿。在治疗方面,《丹溪心法》认为肥胖应从湿热及气虚两方面论治。《石室秘录》认为治痰须补气兼消痰,并补命火,使气足而痰消。

此外,前人还认识到肥胖会引起其他多种病证。《黄帝内经》认识到肥胖可转化为消渴,还与仆击、偏枯、气满发逆等多种疾病有关。《女科切要》中指出:'肥白妇人,经闭而不通者,必是痰湿与脂膜壅塞之故也。'这是指肥胖与糖尿病、头痛、眩晕、脑梗死、月经异常等多种疾病相关。"

"原来我们的老祖宗就已经对肥胖有了研究!中医真的是博大精深!"康康感慨道。

"康康,我来考考你,肥胖的病因有哪些?"草本博士打趣道。

康康思索了一下,说:"我觉得,主要是吃得多、动得少,年龄、先天遗传等原因。不知道我说得对不对?"

草本博士赞许地点点头,说:"说得很好,康康!长期暴饮暴食,过多摄入油炸食品、零食,就是人们常说的垃圾食品,一方面可致水谷精微在人体内堆积成为膏脂,形成肥胖;另一方面也可损伤脾胃,不能布散水谷精微及运化水湿,致使湿浊内生,蕴酿成痰,痰湿聚集体内,使人体臃肿肥胖。

长期缺乏运动,会使气血运行不畅,脾胃运化失司,水谷精微失于输布,化为膏脂痰浊,聚于肌肤、脏腑、经络而致肥胖。

"随着年龄的增长,人体的生理机能由盛转衰,脾的运化功能减退,聚湿生痰,痰湿壅结,或肾阳虚衰,不能化气行水,酿生水湿痰浊,故而肥胖。简单地说,可以理解为身体代谢减慢了,容易肥胖,而且一旦肥胖,减肥也会相对困难。

第十二讲　中医药的个性化治疗

"我们的祖先已经认识到肥胖与人的体质有关，现代研究也表明，肥胖的发生具有家族性、遗传性。此外，肥胖的发生还与性别、地理环境等因素有关。

"所以，肥胖的中医药治疗不应一概而论，应根据每个人的体质和病情制订治疗方案，就是中医常讲的辨证论治。要辨明标本虚实、脏腑病位，治本补益脾肾，治标常用祛湿化痰，结合行气、利水、通腑、化瘀等法。"

"博士，你快和我详细讲讲，中医药到底如何治疗肥胖，我真的太感兴趣了。"康康小助手迫不及待地说道。

"别急，且听我慢慢道来。"草本博士捋了捋他的胡须，"肥胖多为标实本虚之候。那如何判断呢？比如，动一动就气喘如牛，满头大汗，多为气虚；如果畏寒，手脚发冷，身体水肿，大便稀薄，多为阳虚。吃得多，容易饿，心烦，头昏，口干，多为膏脂瘀积；肢体感觉沉重，容易犯困、瞌睡，多为痰湿内盛；头痛、胸闷、胸痛，面色紫红或暗红，多为瘀血。

"肥胖的病位主要在脾，与肾关系密切，亦与心肺的功能失调及肝失疏泄有关。治疗以祛湿化痰为大法，以补虚泻实为原则，重在健脾、补肾、疏肝、行气、养血、化湿、排浊等。

"如形体肥胖，面色红润，心烦头昏，口干、口苦，胃脘灼痛，舌苔黄腻，常用大黄、连翘、黄连清胃泻火；用枳实、厚朴行气散结；用山楂、神曲、莱菔子消食导滞；用陈皮、半夏理气化痰和胃；用茯苓健脾利湿。

"如女性烦躁易怒，口苦、舌燥，月经不调，可加柴胡、黄芩、栀子疏肝清热。

"如果暴饮暴食，致消化不良，不思饮食，脘腹胀满，大便秘结，苔黄腻，可用枳实、黄芩、白术、茯苓、泽泻、神曲破气消积。

"如平素嗜好饮酒、大鱼大肉,时感头晕,舌苔白腻,常用半夏、制南星、生姜燥湿化痰和胃;用橘红、枳实理气化痰;用冬瓜皮、泽泻淡渗利湿;用决明子通便;用莱菔子消食化痰;用白术、茯苓健脾化湿;用甘草调和诸药。

"如平素有暴饮暴食,身体肥胖臃肿,平日常觉乏力,身体困重,伴有四肢轻度水肿,劳累后明显,休息一晚后早起水肿减轻,舌淡胖,边有齿印,苔白腻。常用党参、黄芪、茯苓、白术、大枣健脾益气;用桔梗益肺气;用山药、扁豆、薏苡仁、莲子肉渗湿健脾;用陈皮、砂仁理气化滞,醒脾和胃;用防己、猪苓、泽泻、车前子利水渗湿。四肢水肿者,可加大腹皮、桑白皮、木瓜。

"如气短乏力明细,形体肥胖,一动则气喘吁吁,满头大汗,容易犯懒瞌睡,怕冷,手脚冰凉,夜尿频繁。常用人参、黄芪补中益气;用附子、桂枝补脾肾之阳,温阳化气;用茯苓、白术健脾利水化饮;用白芍敛阴;用甘草和中;用肉桂、附子、生姜、补骨脂、仙茅、淫羊藿、益智仁温阳散寒。

"如肥胖之人面色紫红或暗红,胸闷,胸痛,头痛,心烦易怒,便秘,舌暗红或有瘀点瘀斑,此时需警惕由于肥胖产生心脑血管病变,如高血压、冠心病、脑梗死等。肥胖常可兼血瘀,尤其是痰湿体质者,痰湿阻滞气机,气滞则血瘀,血行不畅,瘀血内停,形成气滞血瘀证。治以活血祛瘀,行气散结,常用桃仁、红花、当归、生地黄、牛膝、川芎、桔梗、赤芍、枳壳、甘草、柴胡、五灵脂、蒲黄等。

"如平素脾气暴躁,心烦易怒,口干、口苦,胸部闷痛,便秘,舌苔黄腻者,常用大黄、龙胆、栀子、黄芩、金钱草、

第十二讲　中医药的个性化治疗

泽泻、茵陈、栀子、虎杖、郁金、厚朴、陈皮、莱菔子等疏肝清热。

"另外，有健脾祛湿、利水消肿、清利湿热功效的中药，往往具有减肥的功效。研究表明，具有减肥作用的中药有何首乌、荷叶、茶叶、菟丝子、枸杞子、玉竹、地黄、山楂、莱菔子、栀子、防己、泽泻、赤小豆、薏苡仁、猪苓、茯苓、柴胡、菊花、茵陈、大黄、芦荟、女贞子、墨旱莲、苍术、灵芝、夏枯草、三棱、丹参、决明子、冬瓜皮、车前子、芒硝、麻仁、昆布、海藻等。肥胖者可以在医生的指导下酌情选用。"

康康小助手听完后，若有所思。

草本博士笑眯眯地问道，"怎么样，康康？今天和你讲了这么多关于肥胖的中医药治疗，感觉如何？"

康康小助手笑道："一开始确实听得云里雾里，不过现在我对中医的'辨证论治'已经有认识了，真是收获满满啊。"

"哈哈，我来做个总结，你慢慢消化。"草本博士捋了捋胡子，说道，"肥胖是以体重异常增加，身肥体胖，并多伴有头晕乏力、神疲懒言、少动气短为主要症状的一类病证。多由年老体弱、过食肥甘、缺乏运动、先天禀赋等导致，其病机总属脾肾气虚、痰湿偏盛。肥胖的病位主要在脾，与肾关系密切，亦与心肺有关。肥胖多为本虚标实之候，虚实之间、各种病理产物之间常发生相互转化，病久还可变生糖尿病、高血压、冠心病、脑梗死等疾病，因此必须积极治疗。临证时要辨明标本虚实、脏腑病位，以补虚泻实为原则，治本用补益脾肾，治标常用祛湿化痰，结合行气、利水、消导、通腑、化瘀等方法。在药物治疗的同时，应积极进行饮食调摄及体育锻炼，以提高疗效。"

第十三讲

肥胖的心理因素

　　康康小助手了解到心理因素也可能导致肥胖，草本博士便介绍了如何通过中医药和心理调节相结合的方法来治疗肥胖。

康康小助手问道:"草本博士,心理因素是怎么导致肥胖的呢?在日常生活中,我们又有什么应对的好方法呢?"

草本博士说:"中医学认为,肥胖的心理因素在肥胖的形成和维持中起着重要作用。主要的心理因素有:

"一是情绪影响。如中医学认为,情绪不畅,如长时间的抑郁、焦虑、愤怒等,会影响肝气的疏泄功能。肝主疏泄,若肝气不舒,则会影响脾胃的运化功能,导致水谷精微的代谢障碍,进而形成肥胖。这种肥胖类型常被称为肝郁气滞型肥胖。

"二是心理压力。现代社会中,人们面临着各种压力,如工作压力、学习压力、生活压力等。长期的压力状态会导致体内激素分泌紊乱,如皮质醇等应激激素的增加,这些激素会促进脂肪的堆积,从而导致肥胖。中医学虽然没有直接使用'压力性肥胖'这一术语,但认识到情志因素与肥胖之间的密切联系,因此将这类肥胖归因于情志失调。

"三是心理因素与生活习惯的相互影响。心理因素往往影响人们的饮食习惯。例如,情绪不佳时,人们可能会倾向于通过进食来寻求安慰,导致过量摄入高热量食物,从而增加肥胖的风险。中医学强调'饮食有节',即饮食要有规律和节制,避免过食肥甘厚味,这与现代心理学中关于情绪与饮食关系的理解相契合。

"心理因素还可能影响人们的运动习惯。情绪低落或压力过大时,人们可能会变得懒惰、缺乏运动动力,从而减少了身体活动量和热量消耗,增加了肥胖的风险。中医学认为"久坐伤气",即长时间久坐会导致气机不畅、代谢减慢,进而引发肥胖。

"个体可能因为自卑、缺乏自信等心理问题,通过过度进食来寻求满足和安慰,从而导致肥胖。人们对体型的刻板印象和歧视也可能加剧肥胖者的自卑感,形成恶性循环。"

"如何应对因心理因素导致的肥胖呢?

"应对心理压力因素,我们可以学习有效的压力管理技巧,如冥想、深呼吸、瑜伽等;寻求支持,与亲朋好友分享感受,减轻心理负担;培养健康的饮食习惯,避免用食物来应对压力。

"应对抑郁和焦虑因素,我们可以寻求专业的心理咨询和治疗,以缓解抑郁和焦虑情绪;保持规律的作息和充足的睡眠,有助于改善情绪状态;参与体育锻炼和社交活动,提高心理健康水平。

"应对自尊心和自我价值感因素,我们可以建立积极的自我认知,接纳自己的身体和外貌;寻求专业的心理咨询,提高自尊心和自我价值感;培养健康的兴趣爱好和社交圈子,丰富自己的生活内容。

"应对不良的饮食习惯因素,我们可以制订健康的饮食计划,控制热量摄入和营养均衡;避免情绪化进食,学会用其他方式应对负面情绪;加强家庭教育和营养知识普及,培养健康的饮食习惯。"

康康小助手说:"草本博士,那么中医方面有什么具体的,可操作性强的建议吗?"

草本博士回答道:"中医药心理调节在治疗肥胖方面,不仅要关注身体的生理变化,还要重视心理因素的调节。主要有

第十三讲　肥胖的心理因素

心理疏导疗法和情志疗法。

"心理疏导疗法：中医强调'心主神明'，情志的调护对于治疗肥胖至关重要。医师可通过与患者沟通，了解其心理状态，进行心理疏导，帮助患者建立积极的自我认知，缓解焦虑、抑郁等负面情绪，增强自信心和自控力，从而改变不良的生活习惯和饮食习惯。

"情志疗法：利用中医的阴阳五行学说中的情志相胜理论，通过以情胜情的方法，如喜胜悲、恐胜喜等，调节患者的情绪状态，缓解焦虑、抑郁等负面情绪。平衡脏腑功能，促进身体的代谢和热量平衡。

"可以采取以下的情志调节手段：

"一是暗示调节。心理学研究表明，暗示作用对人的心理活动和行为具有显著的影响。自我暗示即通过内部语言来提醒和安慰自己，如提醒自己不要灰心、不要着急等，以此来缓解心理压力，调节不良情绪。当患者为自己肥胖的状态所困扰，急于减肥时，既要告知他把心胸放宽，不要惊恐和紧张，又要积极地配合医师坚持进行正规的干预。虽然肥胖在短时间不会马上改变，但循序渐进，坚持合理综合干预，就不会马上导致严重的不良后果。

"二是放松调节。用放松的方法来调节因躯体不适所引起的紧张不安感。推荐使用音乐疗法，音乐是怡养心神，祛病延年的一剂良药。可以选择中国的古典音乐，特别是以角音（3-Mi）为主的舒缓乐曲，旋律优美动听，能使人忘却烦恼，开阔胸襟，其音波可直入五脏，振动其气机，疏导其瘀滞，伐其有余而补其不足，令人体五脏中和清安，气爽神清。以角音为主的舒缓乐曲具有木的特性，入五脏中的肝，朝气蓬勃、蒸蒸日上，使人昂扬积极。代表乐曲曲目《草木青青》《绿叶迎风》《步步高》《行街》等。以宫音（1-Do）为主音的具有土的特性，入五脏中的脾，和平雄伟、庄重宽宏，使人温良而宽和。代表曲目有《秋湖月夜》《鸟投林》《闲居吟》《马兰开花》等。

"三是呼吸调节。这也是情绪调节的一种方法。通过某种特定的呼吸方法，来解除精神紧张、压抑、焦虑和急躁等。比如，紧张时，采用深呼吸的方法可减缓紧张感。平时也可以到空气新鲜的大自然中去做呼吸训练，使情绪得到良好的调节。

"四是想象调节。冥想是深沉的思索和想象，它通过获得深度的宁静状态而增强自我意识和维持良好状态。对于肥胖者推荐较为易学易用的瑜伽语音冥想练习。

"五是宣泄调节。过分压抑只会使情绪困扰加重，而适度宣泄则可以把不良情绪释放出来，从而使紧张情绪得以缓解。因此，遇有不良情绪时，最简单的方法是适当宣泄。或尽情地向至亲好友倾诉自己认为的不平和委屈等；或通过体育运动、劳动等方式来尽情发泄；或到空旷的山林原野，大声叫嚷，发泄胸中郁闷。"

康康小助手追问道："博士，除了情志调节，有没有不良反应小的，不伤肝不伤肾的中药可以帮助我们减肥呢？"

草本博士说："我曾讲过的减脂食谱，实际上也属于药膳的范畴。中医学认为'药食同源'，偏性较轻的为食物，偏性较重的为药物。治疗原则是用药物的偏性来纠正体质上的偏差，所以辨证论治是食疗、药疗的基础。对于肥胖者，是可以配合进行药物干预，至于服用哪些中药，还要请有经验的中医医师辨证处方，个性化治疗。

"想要健脾益气，可使用如黄芪、党参、白术等中药，增

第十三讲 肥胖的心理因素

强脾胃运化功能，减少痰湿生成。

"想要化痰除湿，使用藿香、牡丹皮、苍术、泽泻等中药，化痰除湿，减轻体内水湿和膏脂的积聚。

"想要调理气机，可使用柴胡、半夏、陈皮等中药，调理气机，促进体内气血的畅通，有助于脂肪的代谢和排出。

"还可根据患者的具体病情进行辨证施治，用综合方剂，如归脾汤、金匮肾气丸合苓桂术甘汤等，综合调理身体。

"同时，还可以选取中医非药物疗法。

"针灸治疗没有药物的不良反应，不会影响肝、肾等内脏器官。针灸可根据具体情况选择穴位，如足三里、中脘等穴位，起到调理脾胃、调畅气机、祛痰除湿、开郁消脂的作用。

"艾灸可温阳利水，健脾化湿，适合痰湿体质、阳虚体质患者。

"拔罐可疏通经络，平衡气血，加速血液循环及淋巴液循环，使机体新陈代谢加快，产热及脂肪消耗增加，适用于湿热肥胖或寒湿肥胖患者。

"推拿，如腹部推拿，可健脾和胃、消食导滞，调节胃肠蠕动，更适用于腹型肥胖者。

"总之，中医药心理调节治疗肥胖是一个综合的过程，需要医生和患者的共同努力。通过合理的药物治疗、非药物疗法以及心理干预等措施，可以有效地帮助患者减轻体重、改善体型、提高生活质量。"

第十四讲

中医药与现代医学的结合

　　草本博士和康康小助手探讨了中医药与现代医学在肥胖和心肺血管健康治疗中的结合方式，展示了中医药的现代化发展趋势。

这天，康康小助手和草本博士谈起了中医药与现代医学的关系。

草本博士道："中医药是医学体系中重要的一支，它与现代医学一样是医学体系中不可或缺的一部分。中医药是包括了汉族和其他少数民族医药在内的我国各民族医药的统称，是中华民族自有历史以来长期积累的对生命、健康和疾病的认识，是现今世界上保留最完整的传统医学体系，也是我国传统文化的重要组成部分。"

"博士，既然中医药是保留最完整的传统医学体系，那它是不是比现代医学更厉害呢？"康康问道。

"中医药既然能留存至今未被淘汰，并且在进一步发展，自然是有其无可替代的优势与特点的。第一，中医药基于其独特的理论体系，更强调人体内外环境的和谐统一，这种天人合一的治疗理念不仅考虑了疾病与人体，更考虑了外界环境等对疾病和人体的影响，让患者能在更舒适的感受中回归社会。第二，中医药有着众多独特的非药物疗法，中医药是中医与中药的总称，针灸、推拿、敷贴等众多的非药物疗法手段在减轻患者创伤性治疗痛苦的同时，也为不同人群提供了更丰富的治疗手段。第三，中医药基于'整体论证'与'辨证论治'理论的个性化治疗，是目前所有医学研究体系所追崇的发展方向，根据患者的具体情况和体质差异制订的个体化治疗方案，更是为患者量身定制。"草本博士说。

"博士，既然中医药有那么多的优势，它可比现代医学厉害多了！"康康崇拜地说道。

草本博士呵呵一笑，说："傻孩子，不能这么简单类比。要是中医药比现代医学厉害，那我们还发展现代医学干什么呢。术业有专攻，两者各有各自的优势，自然也都有各自的劣势。"

"博士博士，我知道了，大家都说中医是慢郎中，是不是中医药的缺点就是它起效太慢呀？"康康小助手说道。

"这句话有一定的道理，但也不绝对。快慢是相对的，中医药治疗注重整体论与治病求本，往往会将整体治疗和病因治疗作为重点，故而在大多数疾病症状的缓解速度上会慢一点，但在并发症的预防与共同治疗上却更为擅长。现代医学更强调直达病所，针对疾病症状及表现进行用药治疗，故而对于症状的缓解会更为迅速。"草本博士解释道，"但是，康康，现代医学所提出的一元论也逐渐在向疾病的整体治疗和并发症综合治疗方面不断发展，同时中医药治疗对于某些急症也会采用急则治其标的方法快速缓解症状。所以说，中医药与现代医学两大医学分支在治疗方面各有擅长，但又互相学习，不断发展。"

"博士，原来中医药和现代医学都在从对方取长补短啊！"康康眨着眼睛说。

"互相学习，互相取长补短的确没错，但中医药和现代医学可并不是敌我关系哦。"草本博士接着解释道，"中医药和现代医学的目标都是守护人类身体健康，它们朝共同目标一起努力，因此它们也是最好的战友。近年来，医学界不断推崇患者健康的全程管理与整体管理，正是基于中医药治未病理论的'未病先防，既病防变，瘥后防变'思想指导，通过中医药在预防疾病、预防并发症、预防复发方面的独特优势，结合现代医学的精准治疗，来达到以预防为主，精准治疗，快速康复的

第十四讲 中医药与现代医学的结合

全程管理的目标。"

"中医药和现代医学在健康的各个阶段都能进行互补,共同发挥守护健康的作用,对于肥胖的人群也是如此。"草本博士介绍道。

"博士,大家对中医药的第一印象往往是冬令进补的膏方。中医药最主要的作用不就是补身体吗?难道肥胖的人不会越吃越胖吗?"康康问道。

"康康,你误会了,中医药并不是只能用来补身体,中医师会根据患者的具体情况来判断是应该'补'还是应该'清'。举个简单的例子,广东人最喜欢的凉茶,就是以'清'为主的。中医讲究辨证论治,阴阳平衡,有一个经典的思想叫做'损有余补不足',意思就是把过剩的去掉,把不足的部分补上,来到达身体阴阳平衡的状态。"草本博士解释道,"此外,肥胖的人群并不一定是营养过剩,很大一部分人其实是因虚致胖。中医学常常认为'肥必有淤,肥必有湿,肥者必虚',意思是说,肥大多数时候都是因为体虚导致的。"

"博士,好深奥哦,我不太能听懂,您能解释一下吗?"康康眨着眼问道。

草木博士笑着说:"呵呵,好呀。简单地来说,中医学认为体虚的人肺、脾、肾功能不好,水液不能正常代谢,停聚在体内,导致水液与淤血聚结,导致肥胖的发生,这也就是为什么有些人会问'我为什么喝水都会胖'。所以说,在大多数情况下,肥胖还是由体虚导致的。中医药在治疗上通过健脾、补肾等方式恢复机体正常的代谢来达到减肥的目的。"

"博士,那中医药对于我们心血管健康又能发挥什么作用呢?"康康小助手追问道。

"随着现代医学的不断发展及对人体的认识不断深入,心血管疾病已经成为现代医学最擅长的领域。尤其是以往人们谈虎色变的心肌梗死、肺栓塞、主动脉夹层等危急重的心血管疾病,现代医学的介入治疗、手术治疗、抗凝治疗往往是患者转危为安的关键。在这方面,中医药的疗效及急症的救治远远不及现代医学,但是这并不意味着中医药就在心血管疾病方面毫无价值。相反,中医药的活血化瘀理论无论是在心血管疾病的病前预防,还是在病中与现代医学联用提高疗效、改善症状,甚至在病后预防复发都起着举足轻重的作用。说句毫不夸张的话,100个心血管疾病的患者中,起码有99个用过活血化瘀的中成药。此外,对于现代医学较难控制的慢性心力衰竭,中医药益气活血的作用同样十分显著。"

"博士,我知道了,中医药和现代医学各有长处,联合应用更能加强疗效!那中医药治疗肥胖和心血管疾病就只有吃药吗?"康康小助手又问道。

"当然不是,我们祖国医学博大精深,中医药除了口服药,电针、针刺、针灸、耳穴贴压、拔罐、穴位埋线等治疗手段同样很有疗效,也颇受大众欢迎。"

第十五讲

健康生活方式的重要性

草本博士与康康小助手共同强调了健康生活方式在预防肥胖和心血管疾病中的重要性。

康康小助手问:"什么是决定个体健康的主要因素呢?"

草本博士回答道:"WHO提出,在决定个体健康的诸多影响因素中,遗传、社会条件、医疗条件等因素只占小部分比例,而个人生活方式因素约占60%。随着健康中国战略的实施,我国制定的医疗政策也开始从'治病'向'健康'进行转变,将预防摆在更突出的位置。《"健康中国2030"规划纲要》提出,要建立全民健康的生活方式,推动以治病为中心转变为以人民健康为中心。生活方式已成为影响国内外人民身体健康的重大公共卫生问题。"

康康小助手又问:"博士,您说的生活方式包括哪些方面呢?"

草本博士答道:"生活方式包括六个方面:饮食、锻炼、压力管理、睡眠、社会关系、远离危险因素。肥胖是心脑血管疾病、糖尿病、肿瘤、骨关节疾病等多种慢性病的重要危险因素。当前我国成年居民超重及肥胖率超过50%且呈上升趋势,肥胖问题是慢性病防治的关键,所有健康生活方式也包括保持合理的体重。"

康康小助手点点头,说:"看来肥胖对健康影响很大,那怎样算肥胖呢?"

草本博士答道:"世界卫生组织已经将肥胖定义为疾病。将BMI和腰围作为判断超重和肥胖的指标。BMI,即体重(kg)除以身高(cm)的平方计算得出,BMI值在$18.5 \sim 24 \ kg/m^2$被认为是健康的,在$24 \sim 28 \ kg/m^2$为超重,BMI $\geq 28 \ kg/m^2$

为肥胖。男性腰围≥85 cm，女性腰围≥80 cm，即为超标。除上述两个指标，更要警惕'隐形肥胖'，即外观不胖，但体内脂肪含量高，大量脂肪会损害器官，增加相关疾病风险。康康，按 BMI 的公式你算一下，你属于超重还是肥胖呀？"

康康挠挠头："嘿嘿嘿，博士，我们 3 个月后再算我的 BMI 吧！"

康康小助手接着说："博士，我知道运动可以避免肥胖，那还应该注意哪些方面可以避免肥胖让自己更健康呢？"

博士笑着回答："推广安全有效的体重管理方法，推动健康生活方式的养成，涵盖三大方面。一是通过运动保持日常身体活跃，达到身体活动推荐量，每周进行 150～300 分钟中等强度或 75～150 分钟高强度有氧活动，每周至少进行 2 天肌肉练习，每次 30 分钟为宜。二是控制热量摄入，注重营养均衡：合理安排一日三餐，每日吃好早餐，少油少盐少糖，保证优质蛋白质摄入，选择丰富多样的植物性饮食，避免暴饮暴食，学会看食品标签，合理使用代餐。BMI＞27 kg/m² 者在减少总热量时，削减含脂肪较多的高热量食物（如食用油、肥肉、油炸食物）的摄入量。转变不利于控制体重的饮食习惯，建议养成饭前喝汤的习惯，通过暂时饱腹感，纠正'饥不择食''狼吞虎咽'等不良行为。理论上，每减少 28.5 kJ（6.8 kcal）热量，体重就降低 1 g；如果每日减少摄入 2 512～2 930 kJ（600～700 kcal）热量，1 个月即能降低体重 3 kg。合理控制饮食无需对每顿饭、每道菜的营养素作精确计算，只要求在当前膳食摄入量的基础上，将总热量降低到原来水平的 85% 左右。三是提升健康素养，培养积极心态，坚持养成良好的生活习惯：主动培养健康意识，学习体重管理科学知识，系统掌握体重管理技能，保持充足睡

第十五讲 健康生活方式的重要性

眠,积极社交,应对心理压力,排解不良情绪。在这里要提一下我们祖国的传统中医,它在治疗单纯性肥胖上通过辨证施膳、辨证施治也有着显著的效果。

除了肥胖人群需要养成良好的生活习惯,心脑血管疾病患者更要建立健康的生活方式。《"健康中国2030"规划纲要》提出要遵循健康优先的原则,将促进健康的理念融入公共政策实施的全过程,加快形成有利于健康的生活方式,实现健康与经济社会的协调发展。"

康康小助手问道:"博士,健康生活方式要注意哪些方面呢?"

草本博士答道:"需要关注吸烟、饮酒、饮食、运动、睡眠、心理六个方面。吸烟这一不良嗜好会对脑卒中、肺癌、胃癌、糖尿病的发生、发展产生影响,尤其对肺癌的影响是最为显著的。过度饮酒会增加脑卒中、胃癌、糖尿病的发病风险,其中对胃癌的影响最为显著。均衡的膳食营养有助于增强机体免疫力。饮食因素会对脑卒中、肺癌、胃癌、糖尿病的发生、发展产生影响,尤其是饮食不规律、暴饮暴食等会增加胃癌和糖尿病的发病风险。无论是体力活动还是休闲运动,运动不足会引起脑卒中、糖尿病的发病风险增加,科学适量的运动可以降低发病风险。睡眠质量的好坏会影响脑卒中、肺癌、胃癌、糖尿病的发生、发展。睡眠质量差会引起机体免疫力下降,增加机体罹患疾病的风险。心理因素会影响脑卒中、肺癌、胃癌、糖尿病的发生、发展,以抑郁、焦虑为代表的长期负面情绪会导致人身心受到损害。"

康康好像明白了,又问道:"哦,原来是这样。那怎样做到健康的生活方式呢?"

草本博士说:"首先,我们要戒烟,吸烟可使血压暂时升高,更重要的是吸烟是导致脑卒中、冠心病、心肌梗死的重要危险因素。因此,戒烟是预防心脑血管疾病最有效的生活方式。国家采取了很多手段有序开展控烟工作,如公众戒烟宣教、公共场所戒烟警语和标识全覆盖、无烟医疗机构、无烟学校全覆盖,无烟单位、戒烟门诊的规范建设等。我们还要限制饮酒,因为随着饮酒量的增加,血压也会逐渐升高,过量饮酒还会增加脑卒中的危险。男性每日酒精摄入量不应超过20 g;女性比男性更易吸收酒精,因此女性酒精摄入量不应超过15 g。

"其次,我们要合理控制饮食,倡导健康科学的饮食习惯,均衡营养,平衡膳食。比如,减少食盐摄入,WHO建议钠盐摄入量的标准每日少于6 g,要减少烹调用盐,少食或不食含盐量高的食品,如腌制品、添加防腐剂食品等,多食新鲜蔬菜和水果。改善膳食结构,应当以谷物粗粮为主,粗细粮搭配,多食粗粮、杂粮(包括薯类)等。保证每日食用新鲜蔬菜和水果,特别是绿叶蔬菜、水果,每日应摄入100~200 g,以增加膳食中有益于心脑血管健康的维生素C、胡萝卜素、膳食纤维、钾等营养素的摄入量。每日摄入豆类及豆制品等优质蛋白质以补钙。肉类、禽类每日可摄入50~100 g。以瘦肉和禽肉为主,少吃或不吃动物内脏。鸡蛋每日食用不少于1个。鱼类每周食用1~2次,每次150~200 g。选用不饱和脂肪酸含量高的植物油。糖果、蛋糕等易引起肥胖的甜食要少吃或不吃。合理分配三餐,一般早、中、晚三餐的热量应分别占总热量的30%、40%、30%。中医注重饮食调节,忌过饥过饱。《素问·奇病论篇》曰:'肥者令人内热,甘者令人中满。'同时,

第十五讲 健康生活方式的重要性

反对偏嗜。《灵枢·五味》云：'酸走筋，多食之，令人癃；咸走血，多食之，令人渴；辛走气，多食之，令人洞心；苦走骨，多食之，令人变呕；甘走肉，多食之，令人悦心。'病后脾胃尚弱，消化能力迟缓，尤须注意饮食适时、适量，不可厚味。《伤寒论》曰：'病人脉已解，而日暮微烦，以病新瘥，人强与谷，脾胃气尚弱，不能消谷，故令微烦，损谷则愈。'

"再次是运动疗法，中医学历来重视运动，五禽戏、太极拳、八段锦、易筋经等皆是我国古代流传下来的切实有效的健身方式。但注意运动要适度，做到'形劳而不倦'。运动疗法最重要的是在于坚持，有规律的体育锻炼可促进人体热量的消耗，是减轻体重的重要措施，同时还能降低血压及血糖，有助于调脂，增加外周组织胰岛素的敏感性，全面增进健康。体育锻炼还可让我们心情舒畅。当然每个人应根据自己的年龄、性别、健康状况、个人爱好、肥胖程度以及社会经济、文化背景等不同情况而选择适宜的运动形式、运动强度和运动量。运动训练前有条件的最好做运动试验。训练的强度也以心率为标准，安全的心率可用170减年龄计算。有心脑血管疾病的患者要注意循序渐进，持之以恒，量力而行，不宜选择过于剧烈的运动，一般以轻中度运动量为宜，如步行、慢跑、骑单车、爬楼梯、跳舞、打太极拳、游泳等。运动强度可用最大心率来估计（最大心率=220－年龄）。运动必须保证每周至少3次以上，每次至少30分钟以上。

"最后是保持心理平衡可以使机体各个系统功能都处于最佳状态，这对降低心脑血管疾病的发生率至关重要。《素问·阴阳应象大论篇》说：'怒伤肝，喜伤心，思伤脾，忧伤肺，恐伤肾'，因此进行心脑血管疾病的防治要重视'七情内伤'，日常生活中调养情志，做到'恬淡虚无，精神内守，病安从来'以养心神，保持乐观开朗的心态。可以通过唱歌、跑步等方式宣泄不良情绪，使气血平和，以达到抵挡外邪入侵，减少疾病发生的目的。最后，针灸、推拿、外敷等中医疗法也是心脑血管疾病防治的有效途径。如用附子、吴茱萸等做成药饼，外贴于足底涌泉穴，有较好的降压隐压作用。基于'冬病夏治、夏病冬防'理论的'伏九贴敷'疗法是天灸的一种，秉承未病先防的思想而产生，有疏通经络、拔毒导痰、提高机体免疫力的功效。春夏养阳，秋冬养阴，可以增强体质，以降低心脑血管疾病的发病率。"

康康感叹道："健康的生活方式内容可真多呀！博士，谢谢您为我详细解答。在今后生活工作中，我一定养成良好的生活习惯，而且我还要把这些告诉身边更多的人，让我们一起建立促进健康、提高生活质量的意识，保护自己的心脑血管，预防慢性疾病，延年益寿，享受美好的生活。"

第十六讲

成功案例分享

　　草本博士和康康小助士分享了一些通过中医药成功减肥并改善心肺血管健康的案例，为读者提供了信心和动力。

在一个风和日丽的午后,草本博士的诊所里传来了康康小助手兴奋的声音:"博士,快来看看!张先生这次减肥的成果真是太惊人了!"

草本博士慢悠悠地走过来,眼镜后的眼神闪烁着好奇与赞许:"哦?张先生的进展如何了?"

"嘿嘿,张先生可是咱们的'明星学员'啊!"康康小助手得意地晃了晃手中的报告,"他按照咱们的中医药减肥方案,短短几个月就成功减重了 20 kg!现在他可是走路都带风,整个人都精神多了!"

草本博士点点头,微笑着说:"这确实值得庆祝。不过,更重要的是,他感受到了身体的变化,对吧?"

"没错没错!"康康小助手连忙附和,"张先生说他的心肺功能比以前好多了,爬楼梯都不带喘的,整个人仿佛重生了一般!"

"这正是中医药的魅力所在,"草本博士感叹道,"我们不仅仅是帮助人们减肥,更是通过调理身体功能,让他们的生活质量得到全面提升。"

"那可不!"康康小助手兴奋地补充道,"张先生的成功案例已经在我们诊所传开了,大家都说这是中医药减肥的'金标准'呢!"

草本博士哈哈大笑:"好了好了,别夸得太过了。不过,张先生的成功案例确实给了我们很大的信心。我们要继续努力,帮助更多的人实现健康减肥的梦想!"

康康小助手也跟着笑了起来:"说得对!让我们一起为健康加油吧!"

就这样,在草本博士和康康小助手的笑声中,又一个成功的中医药减重故事被传为佳话。张先生也在这个过程中找到了属于自己的健康和自信。

这时,诊所又进来了李女士,她长期受心肺血管问题的困扰。时常感到胸闷、气短,严重影响了日常生活和工作。尝试了多种西医治疗方法,效果并不理想。于是,前段时间她寻求中医药的帮助。

草本博士为李女士进行了详细的中医诊断,发现她存在气血不畅、痰湿内阻等问题。针对这些病因,草本博士为她制订了一套个性化的中医药治疗方案。

治疗方案主要包括中药汤剂的服用以及针灸、推拿等中医外治法的应用。中药汤剂以活血化瘀、祛痰利湿为主,通过调理气血、疏通经络,改善心肺血管功能。针灸和推拿则通过刺激穴位、疏通经络,促进气血流通,进一步增强治疗效果。

在治疗过程中,康康小助手为李女士提供了全程的指导和支持,详细解释了中医药治疗的原理和方法,帮助李女士树立了信心。同时,还根据李女士的反馈和病情变化,及时调整治疗方案,确保治疗效果最大化。

经过一段时间的治疗,李女士的心肺血管健康得到了显著改善,胸闷、气短等症状明显减轻,生活质量得到了极大提高。在复查时,医师发现她的心肺功能指标也有所改善,这进一步证明了中医药治疗的有效性。

通过这个案例,我们可以看到中医药在治疗心肺血管问题方面具有独特的优势和潜力。通过个性化的治疗方案和全程指

第十六讲 成功案例分享

导、支持,中医药可以帮助患者改善心肺血管健康,提高生活质量。同时,这个案例也增强了我们的信心和动力,让我们坚信中医药在现代医学领域中仍然具有不可替代的地位和价值。

在未来的医学发展中,我们应该进一步挖掘和发挥中医药的优势和潜力,为更多患者带来健康和希望。

康康小助手说:"博士,您能更具体地解释一下这些原理吗?"

草本博士点头说道:"当然可以。首先,中医药在调节内分泌系统方面具有独特优势。现代研究表明,一些中药成分能够影响人体内的激素分泌,从而调节脂肪代谢。例如,某些中药能够抑制食欲中枢,降食欲;另一些中药则能够促进脂肪分解酶的活性,加速脂肪分解。

"其次,中医药在改善脾胃功能方面也有显著作用。脾胃是人体的后天之本,脾胃功能的好坏直接影响身体的健康。中医药通过健脾消食、和胃降逆等方法,改善脾胃功能,提高身体对食物的消化吸收能力,减少不必要的热量摄入。

"再次,中医药在活血化瘀、清热解毒方面也有独到之处,能够降低血液黏稠度,改善微循环,保护心脑血管健康。现代研究表明,一些中药成分具有抗氧化、抗炎、抗凝血等作用,能够减轻血管炎性反应,降低罹患心脑血管疾病的风险。"

康康小助手感叹道:"听了您的解释,我对中医药的减肥和改善心肺血管健康作用有了更深入的了解。这些成功的案例不仅为患者带来了福音,也为我们提供了信心和动力去进一步探索中医药的奥秘。"

第十七讲

专家建议
——心肺血管健康秘籍

草本博士根据多年的临床经验,针对肥胖和心肺血管健康给出了专家建议。

"各位亲爱的朋友们，我是你们的草本博士，今天，我要带着我的得力小助手康康，一起揭开中医药视角下肥胖与心肺血管健康之间的神秘面纱！准备好了吗？让我们开始这场奇妙的探索之旅吧！"草木博士在办公室亲切地向读者们问候道。

"瘦身与护心"之秘籍

康康小助手好奇地问："博士，博士，我听说这次您要放大招了？快给我们说说吧！"

草本博士开心地大笑，说："哈哈，康康，你这次可猜对了！经过多年的临床实践与研究，我针对肥胖与心肺血管健康的问题，可是准备了一箩筐的'秘籍'呢！"

"首先，我们要明白，肥胖并不是一个简单的'吃多了'的问题，它和心肺血管健康有着千丝万缕的联系。中医学强调'天人合一'，认为人体的肥胖与'痰湿''瘀血'等因素有关。"

康康困惑地问："哦？痰湿和瘀血？那是不是和我们平时说的'湿气重''血液循环不畅'差不多？"

草本博士点头道："没错，康康你真是聪明！所以，我们要想改善肥胖和心肺血管健康，就得从调理这些'内环境'入手。

秘籍一：合理饮食，少吃油腻、甜食，多吃蔬菜、水果，让身体保持清爽。"

康康小助手抢着说："这个简单，就是管住嘴嘛！"

"秘籍二：适当运动，增加身体的新陈代谢，让'痰湿''瘀血'无处藏身。"草本博士继续说道。

康康小助手点头,说:"这个我也知道,就是迈开腿呗!"

"秘籍三:中医草药调理,比如用山楂、荷叶泡水喝,可以消食化积、降脂减肥;用丹参、红花泡水喝,可以活血化瘀、保护心脏。"草本博士捋着胡子说。

康康小助手,说:"哇,这个听起来好神奇啊!我要赶紧记下来!"

草本博士:"好了康康,今天的'瘦身与护心'秘籍就分享到这里。记住哦,健康不是一蹴而就的,需要我们持之以恒地去努力。希望大家都能拥有一个健康的身体和愉快的心情!"

康康:"谢谢博士!我会努力记住这些秘籍的!也祝大家都能健康快乐地生活!"

人运动锻炼之秘籍

"大家好啊,我是草本博士,不是你们想象中戴着博士帽、拿着试管瓶的那种,而是拿着《黄帝内经》,手持药草的那位。今天,咱们就来聊聊中医药视角下的肥胖防治。

"首先,咱们得明白,肥胖可不是一夜之间就能形成的,它就像你家里那只爱偷吃的猫咪,一点点、一天天,就把你给'养肥'了。所以啊,想要瘦身,得从长计议,不能急功近利。

"说到瘦身,你可能会想到各种健身课程、减肥药品,但在草本博士看来,最靠谱的还是'运动锻炼'。不过,我可不是让你去健身房挥汗如雨,而是要根据你的个人体质和兴趣,选择适合你的运动方式。

"比如说,你如果是那种文静内敛的人,可以试试打太极

第十七讲 专家建议——心肺血管健康秘籍

拳。太极拳讲究'以柔克刚',不仅能锻炼身体,还能修身养性,让你在不知不觉中就把肥肉给'打'没了。

"再比如,你如果是那种活泼好动的人,可以试试练八段锦。八段锦动作简单,但效果可不简单,它能帮你舒筋活血、强身健体,让你的肥肉无处遁形。

"还有啊,如果你喜欢模仿动物,那就来试试五禽戏吧!五禽戏模仿了虎、鹿、熊、猿、鸟五种动物的动作,不仅能锻炼身体,还能让你在模仿中感受到动物的灵动与活力,说不定还能激发你内心深处的'瘦身欲望'呢!

"除了运动锻炼,我们还得注意饮食调整。不过这个话题咱们下次再聊吧,今天就先让你领略一下我的'瘦身与护心'秘籍吧!记住哦,瘦身不是一朝一夕的事情,要持之以恒才能看到效果哦!"

情志调节之秘籍

"中医药强调'情志致病',因此建议保持积极乐观的心态,避免长期处于紧张、焦虑等负面情绪中。"这天,草本博士继续向读者们科普"情志调节"秘籍。

"秘籍一:瘦身秘籍——从'吃货'到'瘦货'的华丽转身。

"首先,别一听到'瘦身'就想到痛苦的节食和没完没了的运动。我告诉你:瘦身也可以很'草本'!

"但在这之前,你得先搞定一个问题——你的心态。中医药里常说'情志致病',就是说啊,如果你老是紧张、焦虑,身体也就会跟着'生病'。所以,要想瘦身成功,第一步就是得学会放松,保持一个积极乐观的心态。想象一下,当你站在镜子前，看到自己一天天变得苗条，那种成就感是不是比吃顿大餐还过瘾？

"秘籍二：护心秘籍——给心灵穿上'防弹衣'。

"说完了瘦身，咱们再来聊聊护心。在中医药的视角下，护心不仅仅是保护心脏那么简单，它还包括让你的心灵得到滋养和放松。

"想象一下，如果你的心里每日都绷着一根紧绷的弦，那身体怎么可能健康呢？所以，我建议大家，要学会调节自己的情绪，让自己的心灵得到放松和滋养。你可以尝试一些简单的方法，比如听听音乐、看看书，或者找个朋友聊聊天。这些方法虽然简单，但却能给你带来意想不到的效果。

"秘籍三：坚持的作用。

"最后，我要给大家一个特别提醒：瘦身和护心都是一场持久战，不是一朝一夕就能成功的。所以，我们要有耐心和毅力，不能轻易放弃。同时，我们也要记住，每个人的身体都是独一无二的，所以找到适合自己的方法才是最重要的。"

定期检查之秘籍

草本博士凭借多年的临床经验，提出了他的建议。他微笑着说："心肺血管的健康，就像是一座城市的交通网络，稍有不畅整个城市都会瘫痪。所以，我们要定期进行检查，就像城市的交通部门定期维护道路一样。"

康康小助手瞪大了眼睛，一脸崇拜地看着草本博士："博士，那我们应该怎么做呢？"

草本博士说道："对于中老年人，还有那些有心血管疾病

第十七讲 专家建议——心肺血管健康秘籍

家族史的朋友们,我强烈建议你们定期进行心肺功能检查。这就像给汽车做年检一样,及时发现潜在问题,才能防患于未然。记住,健康是人生的第一财富,我们要像保护眼睛一样保护它!"

康康小助手连连点头,表示完全赞同。而草本博士也满意地笑了,仿佛已经看到了无数读者因为他的建议而受益,纷纷在健康的道路上越走越欢。

中药调理之秘籍

草本博士坐在他那古色古香的办公室里,面前摆着一堆堆的古籍和药草标本,仿佛整个宇宙的中草药智慧都凝聚在这间小屋子里。而康康小助手则像个好奇的小学生,眨巴着大眼睛,准备听博士讲解中医药里的神奇奥秘。

"康康啊,你知道为什么我们要特别谈谈心肺血管健康吗?"草本博士捋了捋胡子,微笑着问。

"博士,是不是因为肥胖的人心肺血管都不太好啊?"康康小助手挠了挠头,一脸认真地说。

"肥胖确实和心肺血管健康有很大的关系。但是,你知道吗?中医药里可是藏着不少'瘦身秘籍'和'心肺护航'的法宝哦!"

"真的吗?博士快说说看!"康康小助手好奇地催问道。

"对于心肺功能不佳的人群,我们可以根据具体情况选择适当的中药进行调理。比如,有些人心肺气虚,容易感到气短、乏力,这时候我们就可以用一些补益心肺的中药,如黄芪、党参等,给他们补补气。"

"哇,那这样是不是就能让人的心肺功能变得更强大呢?"

康康小助手好奇地问。

"没错！对于那些因为血瘀而导致的心肺血管问题，我们还可以用一些活血化瘀的中药，如红花、丹参等，来帮助他们疏通血管，让血液流动更加顺畅。"

"博士，那您能不能给我开个药方，让我吃了既能变瘦，心肺也变强？"康康小助手一脸期待地看着草本博士。

草本博士哈哈大笑起来："康康啊，你可真是个急性子！不过，我要告诉你的是，每个人的身体状况都是不一样的，所以药方也要因人而异。如果你真的想改善自己的身体状况，最好还是来我这里，让我给你做个全面的检查，然后再给你开个适合你的药方。"

"好嘞，博士！我这就去准备准备！"康康小助手兴奋地跑出了办公室。

看着康康小助手的背影，草本博士微笑着摇了摇头："这孩子，真是个活宝啊！不过，也正因为有了他这样的助手，我的工作才变得更加有趣和有意义了。"

生活方式调整之秘籍

康康小助手的朋友平日爱抽烟喝酒熬夜，她向草本博士说了她的担忧。

草本博士提议说："要想心肺好，烟酒得戒掉！所以，为了你的心肺健康，赶紧把烟和酒都扔到九霄云外去吧！

"其次，早睡早起身体好，熬夜劳累伤身心。想象一下，如果你每日都能按时睡觉，早上醒来精神抖擞，是不是感觉整个人都焕发了新生？而那些熬夜加班、过度劳累的小伙伴，你

第十七讲 专家建议——心肺血管健康秘籍

们的小心脏可受不起这样的折腾啊!

"再次,吃得健康,动得勤快,肥胖和心肺问题都远离你!想象一下,你每日吃着营养均衡的食物,再配上适量的运动,是不是感觉整个人都变得更有活力了?而那些整天吃垃圾食品,又不爱运动的小伙伴,你们的身体可就要抗议了哦!"

个体化治疗之秘籍

"哎呀,草本博士,我又熬夜了,感觉自己像个充气的气球,越吹越大,怎么办?"康康小助手一脸苦恼地问。

草本博士微微一笑,捋了捋他那飘逸的胡须,慢条斯理地说:"康康啊,你这问题可是老生常谈了。肥胖和心肺血管健康,就像是一对双胞胎,一个出问题,另一个也难免受影响。但别担心,中医药里有的是办法。"

"那您快说说,有什么秘籍?"康康小助手迫不及待地追问。

"首先,我们要明白,肥胖不仅仅是体重的问题,更是身体内部环境失衡的表现。中医药讲究的是'天人合一',也就是要顺应自然规律,调整身体内部的阴阳平衡。"草本博士解释道。

"具体怎么做呢?"康康小助手好奇地问。

"综合调理策略是关键。比如,我们可以通过饮食调理,选择那些具有减肥效果的食材,比如苦瓜、黄瓜、荷叶等。同时,我们还要结合适当的运动,增强身体的新陈代谢能力。"草本博士耐心地解释。

"但是,草本博士,我工作忙,没时间运动啊。"康康小助手叹了口气。

"康康啊,这你可就说错了。时间就像海绵里的水,只要你愿意挤,总是有的。比如,你可以利用午休时间走走楼梯,或者下班后散散步。这些看似微不足道的运动,其实都能为你的健康加分。"草本博士笑着说。

"哦,对了,还有熬夜这个问题。熬夜可是肥胖和心肺血管健康的大敌啊。"康康小助手突然想起了什么。

"没错,熬夜会打乱身体的生物钟,影响身体的正常代谢。所以,我们要尽量保证充足的睡眠时间,让身体得到充分的休息和恢复。"草本博士严肃地说。

"那我还想问一个问题,每个人的体质都不一样,这些方法适合所有人吗?"康康小助手又抛出了一个问题。

"问得好!中医药讲究的是个体化治疗,也就是要根据每个人的体质和病情来制订治疗方案。所以,在运用这些方法时,我们要结合自己的实际情况来调整。"草本博士解释道。

"哦,我明白了。原来中医药里的瘦身秘籍和心肺护航秘籍这么有趣又实用啊!"康康小助手恍然大悟。

"没错,康康。只要你愿意尝试和坚持,相信你一定能够拥有健康的身体和美好的人生!"草本博士鼓励道。

在中医药治疗的基础上,结合现代医学手段进行综合之秘籍

草本博士神神秘秘地问:"康康啊,你知道吗?中医药里可是藏着不少瘦身秘籍哦!"

康康小助手好奇地问:"真的吗?您快说说看!"

草本博士微微一笑,道:"首先,得从调理身体内部开始。比如,那些'贪吃'的脾胃,得让它们变得有规律,少吃多餐,

第十七讲 专家建议——心肺血管健康秘籍

避免暴饮暴食。"

康康小助手乐了，说："哈哈，听起来像是给脾胃上'减肥课'！"

草本博士捋了捋胡子，又说道："再说说心肺血管健康。你知道吗？累和熬夜可是心肺的大敌！"

康康小助手猛地一点头，说道："哎呀，这我可得注意了，我经常熬夜加班呢！"

草本博士微笑着说："所以啊，得学会放松自己，合理安排工作和休息。同时，用些中草药来调理一下，让心肺血管'摇滚'起来，保持年轻态！"

康康小助手又乐了，说："哈哈，摇滚起来的心肺血管，想想都觉得很酷！"

草本博士点头，说道："当然啦，要想真正达到瘦身和护航心肺的效果，还得靠中西医结合的综合调理策略。"

康康小助手追问："哦？具体怎么做呢？"

草本博士解释道："比如，在饮食方面，可以结合中医的食疗方法和西医的营养学原理；在运动方面，可以结合中医的养生操和西医的健身方法。总之，要全方位、多角度地调理身体。"

康康小助手晃了晃脑袋，说："明白了，这就像是给身体来一场'跨界合作'的演唱会！"

草本博士微笑着捋了捋胡子，满意地点了点头。

持续监测与调整之秘籍

康康小助手说："博士，患者的病情是不断变化的，我们是不是应该随症改变治疗方案？"

草本博士一脸深沉，却带着嘻哈的节奏说："康康，你说得对！在治疗过程中要持续监测病情变化，根据治疗效果及时调整治疗方案。

草本博士手指一弹，仿佛在弹吉他，说："在'瘦身和心肺护航'的旅程中，持续监测和调整就像音乐里的节拍和旋律，两者缺一不可。"

康康小助手点头如捣蒜："对对对！就像我们要随时注意舞台上的氛围，根据观众的反馈调整表演。"

草本博士点头微笑，说："没错！在治疗过程中，我们要时刻关注身体的反馈，看看肥胖和心肺血管的问题有没有改善，然后及时调整我们的'草本方案'。"

康康小助手，举起小拳头，说："博士，我听说熬夜和过度劳累是健康的大敌！"

草本博士点头表示赞同，说："你说得对！就像音乐人在熬夜后第二天上台声音会失准，身体在熬夜和劳累后也会失去平衡。所以，我们要像音乐人爱护自己的嗓子一样，爱护我们的身体，避免熬夜和过度劳累。"

康康小助手拍了拍手，兴奋地说："博士，听您讲了那么多'瘦身与护心'秘籍，我对应用中医药理念来防治肥胖和改善心肺血管健康有了更深刻的理解，谢谢您！"

"所以，亲爱的读者们，让我们一起关注自己的健康状况，用草本博士的秘籍为自己的身体加分吧！同时，也要记得保持良好的作息习惯，远离熬夜和劳累哦！毕竟，健康才是我们最宝贵的财富！"草本博士微笑着说。

第十八讲

展望未来

　　康康小助手对中医药在肥胖和心肺血管健康领域的未来发展进行了展望。

展望一：中医药和现代医学的融合

1. 中医药与现代医学的结合

康康小助手一脸憧憬地问："草本博士，您觉得在未来的医学世界里，中医药会在肥胖和心肺血管健康领域掀起怎样的波澜呢？"

草本博士捋了捋胡子，说："康康啊，这未来的中医药，可不是简单地开个药方那么简单。它将会与现代医学进行一场深度'联姻'，共同打造健康的明天！"

康康小助手好奇地问："联姻？是不是会有一场'世纪婚礼'啊？"

草本博士笑了，说："哈哈，婚礼倒不必，但会有许多'合作案例'出现。比如，我们可以借助现代医学的先进设备，更精确地分析草药的成分和作用机制，从而制订更有效的治疗方案。"

康康小助手点点头："我明白了，这就像中医药穿上了'科技战袍'，战斗力倍增！"

草本博士满意地说道："没错！而且我们还可以通过大数据和人工智能，为每个人量身打造个性化的治疗计划。想象一下，未来的肥胖和心肺血管疾病患者，只需通过手机 App，就能得到量身定制的中医药治疗方案，这将是多么方便和高效啊！"

康康小助手兴奋地问："哇，那中医药岂不是要成为'瘦身与护航'的超级英雄了?"

草本博士点头答道:"是的,它还会与现代医学一起,共同应对各种健康挑战。未来,中医药和现代医学的结合,将会为我们的健康保驾护航,让我们的生活更加美好!"

2. 中医药在国际医学界的认可程度

草本博士在实验室里忙碌着,康康小助手则在一旁边泡茶边憧憬着未来。

康康小助手捧着一杯刚泡好的龙井茶,凑在草本博士身边,好奇地问:"博士,您觉得咱们中医药在未来,特别是在肥胖和心肺血管健康领域,会有怎样的发展呢?"

草本博士眼睛不离显微镜,头也不抬地答道:"康康啊,未来可是星辰大海,中医药的潜力无穷。"

康康小助手一脸期待地说:"那您能具体说说吗?"

草本博士接过茶杯,说:"好,那我来给你讲讲。首先,中医药在国际医学界的认可程度会越来越高。现在已经有越来越多的国际研究机构开始关注中医药,尝试将其与现代医学相结合。"

康康小助手兴奋地拍手,大声说:"哇,那真是太棒了!那我们能做些什么呢?"

草本博士微笑道:"我们首先要做的就是加强中医药的科学研究。通过现代科技手段,深入探索中医药的药理作用和治疗机制,让更多的人了解并接受中医药。"

康康小助手点头赞同道:"对,科学是硬道理!那中医药在肥胖和心肺血管健康领域会有什么样的应用呢?"

草本博士思考片刻,说:"在肥胖方面,中医药可以通过调节人体的代谢功能,帮助人们减轻体重。在心肺血管健康方面，中医药则可以通过改善血液循环、降低血压等方式，保护我们的心脏和血管。"

康康小助手惊叹道："真是太神奇了！那未来的中医药会不会像科幻电影里的'万能药'一样呢？"

草本博士捋了捋胡子，说："未来的事情谁说得准呢？但有一点可以肯定，那就是中医药的潜力是无穷的。只要我们不断探索、创新，中医药一定会在未来的医学领域发挥更大的作用。"

康康小助手满脸憧憬地说："是啊，未来可期！让我们一起努力，让中医药的智慧照亮更多人的生命之路吧！"

3. 中医药在全球健康治理中的作用

康康小助手似乎又想起了什么，兴奋地问："草本博士，你觉得未来中医药会在肥胖和心肺血管健康领域有什么大动作呢？"

草本博士乐了，说："哈哈，康康，你可真是调皮啊。未来中医药和现代医学的融合，无疑将是一大看点。就像中医的'四诊合参'遇上西医的'先进设备'，两者碰撞出的火花，定能照亮全球健康治理的道路。"

康康小助手眼睛一亮，感叹道："哇！那是不是意味着未来中医药也能在国际舞台上大放异彩，成为全球健康的'新宠'呢？"

草本博士点头肯定道："没错，康康。中医药的独特理念和天然草本的治疗方式，越来越受到国际社会的认可。在未来，我们期待中医药能在肥胖和心肺血管健康领域发挥更大的作用，为全球人民的健康贡献更多的智慧和力量。"

就这样，两位"主角"在轻松愉快的氛围中，为我们描绘了一幅中医药与现代医学融合、共同守护人类健康的未来蓝图。本书也将成为我们了解中医药、认识肥胖与心肺血管健康之间关系的宝贵资料。

展望二：未来中医药的研究方向

1.基因技术与中医药的结合

话说这天，草本博士正在自己的研究室里捣鼓着各种草药，康康小助手突然闯了进来，脸上洋溢着对未来的憧憬。

只见康康小助手兴奋地说："博士，博士，你知道吗？我昨晚做了一个梦，梦见未来的中医药在全球掀起了健康风暴！"

草本博士笑了，说："哦？你这梦还挺有预见性！你说说看，未来的中医药会怎么发展呢？"

康康小助手得意地说："我认为中医药得和基因技术来个'跨界合作'。想象一下，通过基因技术找到每个人的肥胖和心肺血管疾病的'根源'，然后中医药就能'对症下药'，这岂不是精准又高效？"

草本博士赞同道："嗯，你这想法不错。基因技术确实能为我们提供了更多关于个体差异的信息，而中医药的个性化治疗理念与之不谋而合。"

康康小助手点头附和道："对啊！而且我还梦见中医药成了全球热门的健康潮流，各种草本饮品、草本保健品在超市里热卖，人们都抢着买，生怕错过拥有健康的机会。"

草本博士幽默地说道："那到时候我这研究室可不就成了'草本饮品研发中心'了吗！"

两人相视而笑，仿佛已经看到了中医药在未来大放异彩的

第十八讲 展望未来

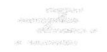

场景。

在这个科技日新月异的时代,中医药正迎来前所未有的发展机遇。通过与基因技术的结合,中医药将更加精准地治疗肥胖和心肺血管疾病,为人类的健康贡献更多的力量。而康康小助手的这个梦,也许正是中医药未来发展的一个预言呢!

2. 基因测序与中医药的碰撞

基因测序在中医药个体化治疗中的应用——康康小助手的未来预言。

"草本博士,您知道吗?我觉得未来中医药可是要火到外太空去的!"康康小助手眨着大眼,一脸兴奋地说。

草本博士微笑着摸了摸康康的头,说:"哦?那你来说说,中医药在未来有哪些大展拳脚的地方?"

"首先嘛,就是基因测序在中医药个体化治疗中的应用!"康康小助手手舞足蹈地开始了他的预言。

"想象一下,未来的中医药治疗不再是一刀切,而是根据每个人的基因特点来制订治疗方案。比如,有的人肥胖是因为基因里有个小缺陷,导致新陈代谢慢得像蜗牛。这时候,我们就可以通过基因测序找到这个缺陷,然后用中医药来精准打击,帮助身体恢复正常的代谢速度。"康康小助手越说越起劲,仿佛已经看到了未来中医药的辉煌。

"基因测序还能帮助我们预测某些疾病的风险。比如心肺血管疾病,如果通过基因测序发现某人患病风险较高,我们就可以提前用中医药来进行干预和预防。"康康小助手继续补充道。

"所以,未来的中医药不仅会更加精准、个性化,而且还能提前预防疾病。到时候,我们可就不再是简单的'草药罐子'了,而是拥有高科技含量的'草本魔法师'!"康康小助手得意地扬起了眉毛。

草本博士听了康康的预言,也忍不住点头称赞:"你的想象力真丰富!不过,你说的这些确实有可能成为未来中医药的发展方向。我们期待着那一天的到来!"

3. 中医药对基因表达的影响研究

康康小助手一脸兴奋,眼中闪烁着对未知的渴望:"博士,您说咱们中医药在未来,会不会成为拯救全球肥胖和心血管疾病的超级英雄啊?"

草本博士微微一笑,说:"哈哈,小助手,你这个问题问得好!咱们中医药历史悠久,博大精深,未来肯定大有可为!"

"那具体会有哪些发展呢?"康康小助手好奇地追问。

草本博士清了清嗓子,娓娓道来:"首先,咱们得研究中医药对基因表达的影响。你想啊,基因是咱们身体的'编程师',如果中医药能够影响基因的表达,那岂不是从根源上解决了肥胖和心血管疾病的问题?"

"哇,那岂不是很神奇?"康康小助手惊叹道。

"没错!随着科技的发展,我们还可以通过大数据、人工智能(AI)等现代技术,来更精准地分析中医药的作用机制,从而开发出更加安全、有效的药物。"草本博士越说越激动。

"那未来,我们中医药会不会像科幻电影里的超级药物一样,一吃就见效啊?"康康小助手幻想着。

"哈哈,小助手,你这想象力太丰富了!不过,虽然我们不能保证一吃就见效,但我们可以肯定的是,中医药在未来的发展道路上,一定会越来越科学、越来越精准!"草本博士信心满满地说。

第十八讲 展望未来

就这样,草本博士和康康小助手在欢声笑语中,为中医药的未来描绘了一幅美好的蓝图。我们也期待着中医药在未来能够发挥更大的作用,为人类健康事业贡献更多的智慧和力量!

4. 人工智能与中医药的结合

在草本博士的办公室里,康康小助手一脸兴奋地挥舞着它的"小本本",好像发现了什么大宝藏似的。

"草本博士,关于未来中医药的发展,我可是有一肚子话要说呢!"康康小助手兴奋得像个孩子。

草本博士微笑着放下手中的古籍,推了推眼镜,道:"哦?那你说说看,未来中医药会有哪些变化?"

"嘿嘿,首先嘛,我认为中医药得跟上时代的步伐,得跟AI搞点'跨界合作'!"康康小助手得意地晃了晃脑袋。

"AI?那玩意儿跟中医药有什么关系?"草本博士眉毛一挑,似乎对这个提议颇感兴趣。

"关系可大了去了!"康康小助手兴奋地解释,"你想想,AI能分析海量的数据,找出各种草药之间的微妙关系,还能预测出各种疾病的发展趋势。如果中医药与AI结合,我们就能更精确地诊断病情,更科学地开出药方,甚至能预测出肥胖和心肺血管疾病的发展趋势,提前进行干预!"

"嗯,这个想法倒是挺有创意的。"草本博士点了点头,"不过,这也需要中医药专家和AI专家之间的紧密合作,才能确保研究的准确性和实用性。"

"那当然了!"康康小助手拍了拍胸脯,"我可是很看好这个方向的!到时候,我们中医药就能像科幻电影里的未来医学一样,让人类更健康、更长寿!"

"哈哈,你这小家伙,总是这么乐观。"草本博士笑着摇了摇头,"不过,你说的也有道理。未来中医药的发展确实需要与时俱进,跟上时代的步伐。只有这样,我们才能更好地服务人类健康事业。"

就这样,在康康小助手的热情展望下,草本博士对未来中医药的发展充满了期待。他们相信,在不久的将来,中医药一定会在肥胖和心肺血管健康领域发挥更大的作用,为人类的健康事业贡献更多的力量。

5. AI 在中医药诊断与治疗方案制订中的应用

草本博士坐在他那堆满古籍的办公室里,窗外的阳光洒在他满是智慧的脸上,而他的好搭档——康康小助手,则在一旁忙碌地整理着资料。突然,康康小助手停下了手中的活,一脸神秘地对草本博士说:"博士,你知道吗?我觉得中医药的未来就像是一场盛大的派对,而 AI 就是那个最炫酷的乐手!"

草本博士听后,微微一笑,放下手中的茶杯,说:"哦?那你就来给我这个老头子讲讲,这场派对会是什么样的?"

康康小助手清了清嗓子,开始了他的"演讲":"首先,AI 将成为中医药诊断的得力助手。想象一下,未来的患者不再需要排长长的队伍等待医师把脉,只需要通过 AI 设备,就能快速准确地获取自己的身体状况报告。AI 会通过分析患者的舌苔、脉象等数据,结合中医药的理论,给出初步的诊断意见。

"而在制订治疗方案时,AI 更是能大显身手。它可以根据患者的体质、病情、生活环境等多方面的信息,结合中医药的配伍原则,为患者量身打造最适合他们的药方。这样,不仅治疗效果会更好,还能减少不必要的药物不良反应。"

草本博士听后,频频点头:"这确实是个不错的想法。AI 的加入,能让中医药的诊断和治疗更加科学、高效。"

第十八讲 展望未来

康康小助手接着说:"AI还能帮助中医药在肥胖和心肺血管健康领域取得更大的突破。通过大数据分析,AI可以深入研究肥胖与心肺血管疾病之间的关联,以及中医药在治疗这些疾病方面所具有的优势。这样,我们就能更好地利用中医药的智慧,为人类的健康事业做出更大的贡献。"

草本博士听后,眼中闪烁着期待的光芒:"看来,中医药的未来真的很值得期待啊!"

就这样,草本博士和康康小助手一起畅想着中医药与AI的美好未来。他们相信,在这场盛大的派对上,中医药和AI将会携手共进,为人类健康事业谱写更加辉煌的篇章!

6. 智能化中医药制备与质量控制

康康小助手眨巴着她那电子眼,满脸期待地对草本博士说:"博士,您觉得中医药在肥胖和心肺血管健康这块儿,未来会发展成啥样呢?"

草本博士神秘一笑:"康康啊,未来的中医药,那可不是咱们现在能完全想象的。但我可以给你透露点'天机'。"

"天机?"康康小助手瞪大了眼睛,仿佛看到了什么不得了的东西。

"对,天机!未来的中医药,将会更加智能化。想象一下,当你走进一家药店,不再需要人工抓药、煎药,只需对着智能系统说一声:'我胖了,还有点气喘,给我来点中医药调理调理。'然后,智能系统就会根据你的身体状况,通过大数据分析,精准地为你调配出一剂适合你的中医药。"

"哇!那岂不是很酷?"康康小助手兴奋地跳起来。

"没错,很酷!但这还不是最酷的。未来的中医药,还会有严格的质量控制体系。每一味药,从种植、采摘、炮制到使用,都会经过智能系统的严格把关,确保药效和安全性。"

"那岂不是很安全?"康康小助手再次瞪大了眼睛。

"对,很安全!未来的中医药将会更加科学、智能、安全。它不仅可以治疗疾病,还可以预防疾病,甚至可以帮助我们改善生活方式,提高生活质量。"

"真是太棒了!"康康小助手激动地拍着手,"博士,那我们是不是应该赶快开始研究呢?"

草本博士点点头:"没错,康康。未来的中医药,需要我们这一代人去探索、去创新。让我们一起努力,为人类的健康事业贡献出我们的力量吧!"

于是,康康小助手和草本博士一起,踏上了探索中医药未来的奇幻之旅……

7.纳米技术与中医药的结合

在一个阳光明媚的午后,草本博士与康康小助手坐在实验室里的藤椅上,望着窗外摇曳的树叶,开始了对未来中医药领域的深度探讨。

"康康啊,你说这中医药的未来,是不是就像这窗外的树叶,看似平静,实则充满了无限可能?"草本博士捋了捋胡子,一脸深沉地问道。

康康小助手眨了眨眼,回答道:"博士,您这话我可得好好琢磨琢磨。不过,我觉得未来的中医药,肯定会和更多高科技融合,比如纳米技术!"

"哈哈,你这小家伙还挺有远见嘛!"草本博士笑了笑,拍了拍康康小助手的脑袋。

"可不是嘛!纳米技术,那可是能深入细胞层面的小精灵。想象一下,如果我们能把中医药的精华,通过纳米技术,直接

第十八讲 展望未来

送到人体的每一个细胞里,那效果岂不是……"康康小助手手舞足蹈地描述着。

"对,对!那可就真是'草本智慧,直达心灵'了!"草本博士接过话茬,兴奋地说道。

"而且,博士,纳米技术还能帮助我们更好地研究中医药的作用机制。以前我们只能靠观察和实验来猜测,现在有了纳米技术,我们就可以直接看到中药在细胞里是怎么起作用的,这不就是'眼见为实'嘛!"康康小助手越说越激动。

"没错,没错!这样一来,我们就能更准确地把握中医药的疗效和安全性,为肥胖和心肺血管健康等领域的患者提供更有效的治疗方案。"草本博士也忍不住点头称赞。

就这样,草本博士和康康小助手在藤椅上聊得热火朝天,仿佛已经看到了中医药与纳米技术结合后,在肥胖和心肺血管健康领域大放异彩的未来。

不过,话说回来,这"纳米大冒险"可不容易,需要科学家们付出大量的努力和时间。但正如草本博士所说:"只要有梦想,有追求,我们就有希望实现中医药与现代科技的完美结合!"

8. 纳米技术在中药传递系统中的应用

话说草本博士和康康小助手,两位在中医药的世界里可是游刃有余,他们今天要带我们走进一个全新的领域——未来中医药!

康康小助手一脸神秘地对草本博士说:"博士,您觉得中医药在未来会走向何方呢?"

草本博士微微一笑,扶了扶他的眼镜,缓缓开口:"康康啊,未来的中医药,那可就是科幻大片的现实版了!"

"哦？怎么说？"康康小助手好奇地凑了过来。

"首先啊，就是纳米技术在中药传递系统中的应用。"草本博士说着，手中突然出现了一个迷你版的中药瓶，看上去只有指甲盖大小。

"你看这个，这就是未来的中药瓶。通过纳米技术，我们可以把中药的精华浓缩到这个小小的瓶子里，然后通过特殊的传递系统，精准地送到身体的每一个角落，甚至每一个细胞里。"

康康小助手瞪大了眼睛："哇塞！那岂不是很神奇？就像科幻电影里的纳米机器人一样！"

"没错！这样的中药传递系统，不仅可以治疗肥胖和心肺血管疾病，还可以预防其他疾病，让人们的身体更加健康。"草本博士得意地笑了笑。

"那这样一来，中医药岂不是要风靡全球了？"康康小助手兴奋地说。

"那是自然！不过啊，未来的中医药发展，还需要我们不断地探索和创新。我相信，在不久的将来，中医药一定会成为人类健康事业的重要支柱！"草本博士信心满满地说。

康康小助手听后，不禁对中医药的未来充满了期待和憧憬。而我们也一样，期待着中医药在未来的发展中，能够带给我们更多的惊喜和福音！

9. 纳米中药在肥胖与心肺血管健康治疗中的潜力

"草本博士，您觉得中医药在未来肥胖和心肺血管健康领域会有哪些突破呢？"康康小助手一脸期待地问道。

草本博士微微一笑，不紧不慢地捋了捋他那长长的胡须："康康啊，你可真是个好奇宝宝。不过，说到未来，中医药的确有着无限可能。比如,纳米中药就是其中的一颗璀璨明星。"

"纳米中药?听起来好高大上啊!"康康小助手瞪大了眼睛,好奇地问道。

"没错,纳米中药就是中医药与现代科技结合的产物。想象一下,当我们的草药被纳米技术精细处理之后,它们能够更精准地作用于人体的每一个细胞,就像是给肥胖和心肺血管问题来了一次'精准打击'。"草本博士解释道。

"哇,那真是太棒了!这样一来,中医药不仅能治疗疾病,还能预防疾病,让人们更加健康、更加长寿!"康康小助手兴奋地跳了起来。

"你说得没错,康康。未来中医药的发展,将会更加注重预防与治疗的结合,让人们在享受健康生活的同时,也能感受到中医药的魅力。"草本博士微笑着点了点头。

看着康康小助手兴奋的样子,草本博士也不禁笑了起来。他知道,未来的中医药将会更加精彩、更加有趣。而他和康康小助手,也将继续为大家带来更多的知识与欢笑。

所以,让我们一起期待未来中医药的发展吧!也许在不久的将来,我们就能用纳米中药轻松解决肥胖和心肺血管问题,让健康与快乐成为我们生活的主旋律!

展望三:肥胖与心肺血管健康的未来治疗策略

1.基于中医药理论的预防策略

想象一下,未来某一天,当我们的体重秤发出"嘀嘀嘀"的警报声,说:"嘿,兄弟,你的 BMI 又飙升了!"别急,康康小助手已经为我们准备了一套基于中医药理论的"瘦身秘籍"。

康康小助手得意洋洋地说:"未来的中医药,不仅仅是用来治病救人的,更是我们生活中的健康守护者。对于肥胖和心肺血管健康,我们有了全新的预防策略!"

草本博士点点头,微笑道:"没错,未来的中医药将更加注重整体调理和个性化治疗。通过中医的望、闻、问、切,我们可以深入了解每个人的体质和病情,从而制订最适合他们的预防和治疗方案。"

康康小助手补充说:"我们还将借助现代科技手段,如大数据分析、AI等,来优化治疗方案,提高治疗效果。比如,我们可以根据个人的饮食习惯、运动量等数据,为他们推荐最合适的中药材和食谱。"

草本博士点点头,继续道:"当然,预防总是胜于治疗。未来的中医药,将更加注重预防策略的推广。我们会通过各种渠道,如社交媒体、健康讲座等,向大众普及中医药的知识和理念,让大家从日常生活中就开始关注自己的健康。"

康康小助手兴奋地跳起来:"对啊!想想看,未来的我们,不仅身材苗条、心肺血管健康,还能享受中医药带来的各种好处,比如改善睡眠、缓解压力、提高免疫力等。这简直就是一场健康与幸福的狂欢!"

小伙伴们,你们是不是也期待这样的未来呢?让我们一起努力,学习中医药知识,关注自己的健康,共同迎接这个充满希望和欢乐的未来吧!

2. 生活方式调整与中医药预防方案

康康小助手自豪地说:"哎呀,博士,你知道吗?未来啊,中医药可不是只能煮煮喝喝那么简单了!它将会和我们的生活

第十八讲 展望未来

方式调整完美结合,成为一套全新的'草本生活指南'!"

草本博士好奇地说:"你有什么高见吗?"

康康小助手夸张地比画道:"想象一下,未来的某一天,你打开手机App,上面赫然写着:'草本生活指南——今日推荐:绿茶瑜伽操!'多有趣啊!绿茶中的茶多酚配上瑜伽的舒展动作,既能燃烧你的卡路里,又能让你在轻松愉快的氛围中感受中医药的魅力。

"当然啦,除了绿茶瑜伽操,还有各种基于中医药理念的饮食建议、运动计划甚至心理调适方案。比如'草本减肥餐'里包括各种用中草药炖煮的瘦身汤品,既美味又健康。"

草本博士点了点头,说:"你说得不错,对于那些已经受到肥胖和心肺血管健康问题困扰的朋友们来说,未来的中医药也将提供更加个性化和精准的治疗方案。比如,通过大数据分析,我们可以了解每个患者的体质、病情和生活习惯,然后为他们量身定制一套中医药预防方案。这样一来,不仅能够有效地预防和治疗疾病,还能够让患者感受到中医药的温暖和关怀。"

康康小助手兴奋地接着说:"未来啊,中医药可不仅仅是在中国受到欢迎哦!它将会走向世界,成为全球健康领域的一颗璀璨明珠!想象一下,到时候全世界的人们都在崇尚中医药、学习中医药、享受中医药带来的健康益处时,那将是一幅多么美好的画面啊!"

也许在未来的某一天,康康小助手站在了她的"草药梦工厂"的门口,眼中闪烁着对中医药未来的无限憧憬。她转身对身边的草本博士说:"博士,您相信吗?中医药在未来会成为肥胖和心肺血管健康领域的超级英雄!"

草本博士微笑着点头："当然，康康。我们的中医药有着千年的智慧积累，它就像沉睡的巨龙，等待着被唤醒，为世界带来健康与希望。"

"那么，博士，您觉得中医药在未来会有哪些突破呢？"康康小助手好奇地问。

"首先，中医药在肥胖与心肺血管健康风险评估中的作用将越来越重要。"草本博士说，"通过深入研究草药的成分和作用机制，我们可以开发出更加精准的风险评估工具，帮助人们提前预防疾病。"

"那真是太棒了！"康康小助手兴奋地拍手，"那我们在治疗策略上会有哪些新的突破呢？"

"嗯，未来的治疗策略将更加个性化和综合化。"草本博士解释说，"我们不再只是简单地用一味草药或一种方法，而是会结合患者的体质、病情、生活环境等多方面因素，制订一套完整的治疗方案。这样，治疗效果会更加显著，不良反应也会大大地减少。"

"哇，听起来就像是为每个人量身定制的'健康套餐'！"康康小助手兴奋地说，"那我们的'草药梦工厂'岂不是要成为世界上最大的健康定制中心了？"

"没错，康康。随着科技的进步，我们还可以通过AI、大数据等技术手段，让中医药的研究和应用更加高效、精准。"草本博士补充道。

"哇，未来的中医药真是太神奇了！"康康小助手感叹道，"我期待着那一天的到来，让我们一起为人类的健康事业努力吧！"

说完，康康小助手和草本博士一起走进了"草药梦工厂"，

第十八讲 展望未来

开始了他们新的一天的探索与冒险……

3. 精准医疗与中医药的结合

康康小助手大胆地预测道:"博士,我相信精准医疗技术将是中医药发展的一大助力。"

草本博士微微一笑,扶了扶他那标志性的草药帽,慢条斯理地说:"康康啊,你的想法真是与时俱进啊!没错,随着科技的发展,精准医疗正在逐步成为医学界的宠儿。而我们中医药,历史悠久,博大精深,其中蕴藏的草本智慧可是无穷无尽。你想想看,如果我们能将两者的优势结合起来,岂不是能创新出更多、更有效的治疗策略?"

康康听后连连点头,眼睛里闪烁着期待的光芒:"博士,您能给我举个例子吗?"

草本博士摸了摸下巴,思索片刻后说:"比如,我们可以通过基因测序等精准医疗技术,找出导致肥胖和心肺血管疾病的根本原因。然后,我们可以利用中医药中的特定药草,进行精准治疗。就像是为每个人量身打造一件独一无二的'健康战衣',既能够治标,又能够治本。"

康康听后兴奋地跳了起来:"哇!那真是太棒了!这样一来,我们就能彻底摆脱'小胖'和'小心肺'的困扰了!"

草本博士也笑了:"是啊,不过这条路还很长,需要我们不断探索和努力。不过我相信,在不久的将来,这个愿望一定能够实现。"

4. 中医药在个性化治疗中的优势

在一个阳光明媚的午后,草本博士和康康小助手坐在书房里,一边品着香茗,一边畅谈着中医药的未来。

康康小助手一脸期待地问:"博士,您说,未来中医药在肥胖和心肺血管健康领域,会有哪些神奇的突破呢?"

草本博士微微一笑,放下手中的茶杯,开始了他的"预言":"嗯,未来的中医药啊,它就像是一位会施展魔法的智者,不仅能让肥胖的人瘦身成功,还能给心肺血管穿上'保护罩'。"

"瘦身魔法?"康康小助手好奇地追问。

"没错,就是瘦身魔法!"草本博士解释说,"未来的中医药治疗肥胖,将更加注重个性化。每个人的体质、病因都不同,中医药就能像量身定制的魔法一样,针对每个人的特点,开出最适合他们的药方。想象一下,那些苦苦减肥却屡战屡败的胖子们,在中医药的帮助下,轻松瘦身,再也不用忍受饥饿和疲惫的折磨了!"

康康小助手听得津津有味,忍不住插嘴道:"那'心肺保护罩'又是什么呢?"

"心肺保护罩啊,中医药在保护心肺血管健康方面的新突破。"草本博士继续解释道,"未来的中医药治疗,将不再仅仅局限于缓解症状,而是更加注重预防和调理。通过调理身体内部的环境,让心肺血管保持健康状态,就像给它们穿上了一层'保护罩',让它们免受各种疾病的侵袭。"

"哇,那真是太棒了!"康康小助手兴奋地跳了起来,"如果未来真的能实现这些突破,那中医药可就真的是'国宝'中的'国宝'了!"

草本博士也笑着点了点头:"是啊,中医药作为我们中华民族的瑰宝,有着深厚的文化底蕴和独特的疗效。只要我们不断探索和创新,相信未来中医药一定能在肥胖和心肺血管健康领域发挥更大的作用。"

就这样,在欢声笑语中,草本博士和康康小助手共同勾勒出了中医药美好的未来蓝图。

5. 跨学科合作与中医药创新

康康小助手摇晃着脑袋,欢快地说:"未来的中医药,可不再是简单的'抓药熬汤'了。它得跟现代科技、跟各种学科来场'斗地主',才能赢得这场与肥胖和心肺血管健康的较量!"

草本博士微笑着说:"康康,你这'斗地主'的比喻倒是挺有新意。说说看,这未来的'斗地主'战要怎么打?"

康康小助手得意地说:"首先,得来个'跨学科合作'。中医药得跟现代医学、生物技术,甚至心理学来个'三缺一',这样才能打出'组合拳',从多个角度切入解决问题。"

草本博士点头回应道:"有道理。那接下来呢?"

康康小助手继续说:"再来个'中医药创新'。咱们得把传统的中医药知识与现代科技结合起来,研发出更多安全、有效的药物和疗法。比如,用基因编辑技术来改良中药材,或者用纳米技术来提高药物的靶向性。"

草本博士翘起大拇指,赞扬道:"妙哉!这样一来,中医药就能更好地应对肥胖和心肺血管健康这些现代社会的'疑难杂症'了。"

康康小助手:"没错!未来的中医药,不仅要'斗地主',还要'斗地主里的地主'——肥胖和心肺血管健康问题。咱们得有信心,有策略,有创新,才能赢得这场'斗地主'大战!"

草本博士淡定地说:"康康,这可是个大问题啊。不过,我觉得跨学科合作将是中医药研究的关键。你想想看,中医药博大精深,但如果只靠我们自己的力量,恐怕难以应对未来的挑战。"

康康小助手好奇地问:"那跨学科合作具体是怎么一回事呢?"

草本博士解释说:"比如,我们可以与现代医学、营养学、运动学等多个领域进行深度合作。通过共同研究,我们可以更深入地了解肥胖和心肺血管疾病的成因、病理机制,以及中医药在其中的作用机制。这样,我们就能制订出更加科学、有效的治疗方案。"

康康小助手点了点头,说:"哦,我明白了!那未来的治疗策略会有哪些变化呢?"

草本博士微笑着说:"未来的治疗策略肯定会更加个性化、精准化。我们会根据患者的具体情况,制订出适合他们的治疗方案。比如,对于肥胖患者,我们可以结合中医药的调理作用和现代医学的营养指导,帮助他们达到健康减重的目的。对于心肺血管疾病患者,我们可以利用中医药的活血化瘀、清热解毒等功效,配合现代医学的手术和药物治疗,达到更好的治疗效果。"

康康小助手双眼充满憧憬,感叹道:"哇,听起来好酷啊!那未来中医药在肥胖和心肺血管健康领域的发展前景一定非常广阔吧?"

草本博士肯定地说:"没错!随着科技的不断进步和人们对健康的日益关注,中医药在肥胖和心肺血管健康领域的发展前景一定会越来越广阔。我们期待着那一天的到来,也相信中医药会在未来为人类健康事业做出更大的贡献!"

6.中医药在肥胖与心肺血管健康领域的创新实践

话说这康康小助手啊,不仅是个机智的小家伙,还是位未来预言家!这不,她又开始对未来中医药在肥胖和心肺血管健康领域的发展展开了天马行空的展望。

"草本博士,您知道吗?我梦见了未来的中医药,那可真

第十八讲 展望未来

是风光无限啊!"康康小助手一脸得意地说道。

草本博士微微一笑:"哦?那你倒是说说看,未来中医药是如何大展宏图的?"

康康小助手清了清嗓子,开始了她的"演讲":"在未来的世界,中医药将成为肥胖和心肺血管健康的救命良药!那些曾经对中药嗤之以鼻的人,现在都会排队来求我们的药方。"

"咱们的中草药,可不仅仅是泡茶喝那么简单。它们会被制成各种高科技产品,比如智能药丸、草本饮料机,甚至还有可以检测身体状态的草本智能手表!"康康小助手越说越起劲。

"而那些肥胖的人们,再也不用忍受节食和运动的痛苦了。只要每日喝上一杯草本特饮,就能轻松瘦身,而且身体倍儿棒!"康康小助手手舞足蹈地描述着。

草本博士听得津津有味,不时地点点头:"嗯,这个想法倒是挺有趣的。不过,未来中医药的发展,还需要我们不断地研究和创新。"

"那是自然!"康康小助手一拍胸脯,"我们中医药可是有着几千年的历史底蕴呢!只要我们继续努力,未来的中医药一定会更加辉煌!"

两人相视而笑,仿佛已经看到了中医药在未来世界的无限可能。而那些被肥胖和心肺血管问题困扰的人们,也将在中医药的庇佑下,过上健康快乐的生活。

展望四:挑战未来

1.展望中医药在未来全球健康治理中的地位

康康小助手站在未来科技的舞台上,手持一根闪着金光的

"草本魔法棒",眼中闪烁着对未来的憧憬。

"草本博士,您觉得中医药在未来全球健康治理中,会扮演怎样的角色呢?"康康小助手眨巴着大眼睛问道。

草本博士微微一笑,捋了捋自己的白胡子,缓缓说道:"中医药,就如同我们东方的智慧宝藏,其深厚底蕴和独特理念,定将在全球健康治理中大放异彩。想象一下,未来的世界,中医药不再只是东方的神药,而是全球健康领域的明星!"

"哇,那真是太棒了!"康康小助手兴奋地跳了起来,"那中医药在肥胖和心肺血管健康领域,会有哪些突破呢?"

草本博士点了点头,眼中闪烁着智慧的光芒:"随着科技的进步,中医药的研究将更加深入。我们或许会发现更多具有减肥、保护心肺血管功能的草本成分,甚至研发出更高效的草本疗法。"

"还有啊,"康康小助手兴奋地插嘴道,"我们还可以用现代科技手段,比如人工智能、大数据分析等,来优化中医药的配方和治疗方法,让中医药更加精准、高效!"

草本博士笑着点了点头:"没错,未来的中医药,将是传统智慧与现代科技的完美结合。我们将一起迎接这个充满无限可能的未来!"

康康小助手握紧了手中的"草本魔法棒",眼中闪烁着坚定的光芒:"让我们一起努力,让中医药在全球健康治理中,绽放出更加耀眼的光芒!"

2. 强调中医药在肥胖与心肺血管健康领域的持续创新

康康小助手有一个神秘水晶球。透过它,康康看到了未来中医药的辉煌发展。只见水晶球中,中医药如同一位身披金甲的勇士,手持神奇的草药剑,与肥胖和心肺血管疾病展开了一

第十八讲 展望未来

场惊心动魄的较量。

康康小助手激动地喊道:"博士,你看!中医药正在不断创新,研发出更多神奇的草本配方,帮助人们摆脱肥胖的困扰,守护心肺血管的健康!"

草本博士微笑着点头:"没错,康康。中医药智慧是无穷的。在未来,我们将看到更多基于中医药理论的创新疗法和药物问世。它们将结合现代科技,为肥胖和心肺血管疾病患者带来福音。"

然而,康康小助手也看到了挑战。水晶球中,中医药勇士虽然英勇无比,但前方的道路却充满了荆棘和坎坷。康康忧心忡忡地问:"博士,我们该如何应对这些挑战呢?"

草本博士深吸一口气,坚定地说:"康康,我们要有信心。中医药有着数千年的历史底蕴和丰富的实践经验。只要我们保持创新精神,不断挖掘和传承中医药的智慧,就一定能够战胜这些挑战。"

说完,草本博士从口袋里掏出了一本厚厚的笔记本,神秘地说:"康康,这是我为你准备的'未来草本秘籍'。里面记录了中医药在未来肥胖和心肺血管健康领域的创新方向和研究重点。相信在不久的将来,这些秘籍将成为我们应对挑战的有力武器。"

康康小助手接过笔记本,眼中闪烁着期待的光芒:"谢谢博士!我一定会好好学习这些秘籍,为中医药的未来贡献自己的力量!"

好了,亲爱的读者们,让我们一起期待中医药在未来肥胖和心肺血管健康领域的辉煌发展吧!也许在不久的将来,我们就能亲眼见证中医药的神奇力量,为人类的健康事业谱写新的篇章!

3.分析中医药发展面临的挑战与机遇

草本博士和康康小助手坐在他们那充满未来科技感的草本实验室里,眼前是闪烁的数据流和立体投影的中医药分子模型。突然,康康小助手按下一个神秘按钮,两人瞬间被卷入了一场时空穿梭之旅。

康康小助手兴奋地大声喊道:"博士,您准备好了吗?我们要去未来,看看中医药在肥胖和心肺血管健康领域的发展!"

草本博士稳稳地坐着,淡定地说:"我已经准备好了,但记得别搞出太大的时空涟漪,免得又引来一堆时空警察。"

时空穿梭中……

康康小助手指着窗外的未来城市惊叹道:"哇,看看这城市,几乎看不到肥胖的人了!"

草本博士探头仔细观察着:"确实,看来中医药在这个时代已经深入人心,帮助人们解决了肥胖问题。"

康康小助手好奇地问:"博士,您觉得中医药是如何做到的?"

草本博士思考着:"我想,中医药在这个时代已经得到了更多的科学验证和创新发展。人们开始认识到,肥胖不仅仅是一个外在的问题,更与体内的气血不畅、脏腑功能失调有关。中医药通过调理气血、平衡脏腑功能,从根源上解决了肥胖问题。"

康康小助手点点头,赞同说:"对对对!我还记得您提到的'气血平衡'理论,真是太有智慧了!"

草本博士微笑着继续说道:不仅如此,中医药在心肺血管健康方面也有了长足的进步。通过深入研究,我们发现了一些对心脑血管有良好保护作用的草本药材,并成功将其应用于临

第十八讲 展望未来

床治疗中。"

康康小助手惊讶地说:"真的吗?那真是太棒了!"

草本博士却一脸严肃地说:"当然,未来中医药的发展也面临着诸多挑战。比如,如何更好地与现代医学结合,如何提高中医药在国际上的认可度,等等。"

康康小助手坚定地说:"我相信,只要我们坚持中医药的核心理念,不断创新发展,就一定能够克服这些挑战!"

时空穿梭结束,两人回到实验室。

草本博士拍拍康康小助手的肩膀:"好了,回到现实吧。虽然我们不能真的穿越时空,但我们可以把对未来的展望转化为现实的动力。让我们一起努力,为中医药的未来发展贡献自己的力量!"

康康小助手认真地说:"是的!博士,我会一直陪在您身边,共同迎接中医药的美好未来!"

4. 提出应对策略与建议

康康小助手:"草本博士,我们已经叙写了这么多精彩的篇章,是时候来谈谈未来了!您觉得中医药在肥胖和心肺血管健康这个领域会有什么大动作吗?"

草本博士微微一笑,手捻胡须,说:"未来,对于中医药而言,无疑是一个充满机遇与挑战的时代。随着科技的进步和人们健康意识的提高,中医药的价值将会得到更广泛的认可和应用。"

康康小助手点头如捣蒜:"对对对!我一直觉得中医药就像是武侠小说里的绝世武功,深藏不露,但一旦出招,必定技压群雄!"

草本博士大笑:"哈哈哈哈,你这个比喻倒是挺有趣的。

不过，未来的路并不平坦。中医药在肥胖和心肺血管健康领域虽然有着深厚的理论基础和实践经验，但也面临着标准化、国际化、科学研究等诸多挑战。"

5. 展望与挑战

康康小助手不由皱了眉，说："标准化？国际化？这些听起来好高大上啊！"

草本博士："没错。标准化是中医药走向世界的基础，只有建立了统一的标准和规范，才能让中医药在国际上得到更广泛的认可和应用。而国际化则是中医药走向世界的必经之路，我们需要通过国际合作和交流，让中医药的智慧和经验得到更广泛的传播和应用。"

康康小助手恍然大悟："哦！我明白了！那科学研究呢？"

草本博士认真地说："科学研究是中医药发展的重要支撑。我们需要通过现代科学技术手段，对中医药的疗效和机制进行深入研究，为中医药的发展提供科学依据。"

康康小助手跃跃欲试，问："那我们该怎么做呢？"

草本博士思考了一会儿说道："首先，我们要加强中医药的学科建设和人才培养，培养一支既懂中医又懂西医、既懂理论又懂实践的复合型人才队伍。其次，我们要加强中医药的科学研究和技术创新，通过现代科学技术手段挖掘中医药的潜在价值和创新点。最后，我们要加强中医药的国际合作和交流，推动中医药走向世界舞台。"

康康小助手不由鼓起掌来兴奋地说道："太棒了！我觉得中医药的未来一定会更加光明！"

草本博士微笑着赞同道："是的，只要我们齐心协力、勇往直前，中医药的未来一定会更加美好！"

尾声

草本博士和康康小助手是一对黄金搭档,自始至终陪伴着我们,他们用对话的形式,深入浅出地讲解了中医药视角下的肥胖与心肺血管健康的关系。现在,来到书末,两位可是憋了一肚子的话要跟大家说。

草本博士清了清嗓子,推了推眼镜,一脸严肃地说:"康康啊,你看咱们要怎样总结呢?"

康康小助手眨了眨眼,笑嘻嘻地回答:"博士,您这不是难为我吗?不过,我想,咱们可以先说说本书的要点,再呼吁大家关注肥胖和心肺血管健康问题,然后鼓励大家积极寻求中医药的帮助。"

草本博士点了点头,赞同道:"不错啊,康康你的思路很清晰,我们就这么说吧。"

于是,两位开始了他们的结语:

"亲爱的读者们,在本书里,我们深入探讨了中医药视角下的肥胖与心肺血管健康之间的关系。明确了肥胖不仅仅是一个外貌问题,更是一个关乎健康的大问题。而心肺血管健康更是人体健康的重要组成部分。这两者之间的关系,就像是一对亲密无间的伙伴,相互依存,相互影响。

"我们呼吁大家,要关注自己的体重和心肺血管健康,不要等到问题严重了才追悔莫及。同时,我们也要积极寻求中医药的帮助,用传统的中医药智慧来调理身体,让我们的生活更加健康、美好。

"最后,我们要感谢所有读者的陪伴和支持,是你们的关注让我们有动力继续前行。希望本书能够给大家带来一些启发和帮助。让我们一起为健康加油!"

说完这番话,草本博士和康康小助手相视一笑,仿佛已经看到了读者们满意的笑容。

各位读者朋友,本书虽然已经结束,但健康可是个永恒的话题,我们要时刻关注自己的身体状况,用中医药的智慧来调理身体,让我们的生活更加美好!